一个属于患者和医生的品牌

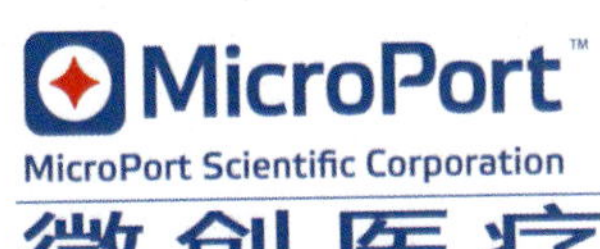

简 介 Introduction

微创医疗科学有限公司起源于1998年5月在上海张江高科技园区成立的微创医疗器械（上海）有限公司，为中国领先的高端医疗器械集团，业务主要覆盖心血管介入产品、骨科医疗器械、糖尿病及内分泌医疗器械、电生理医疗器械、大动脉及外周血管介入产品、神经介入产品、外科手术等十大领域。

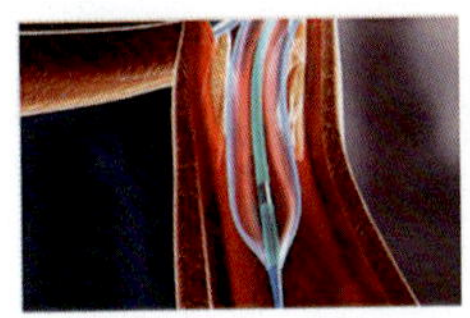

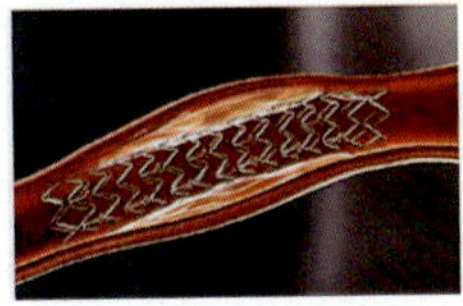

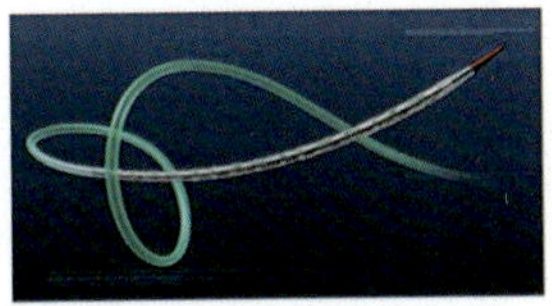

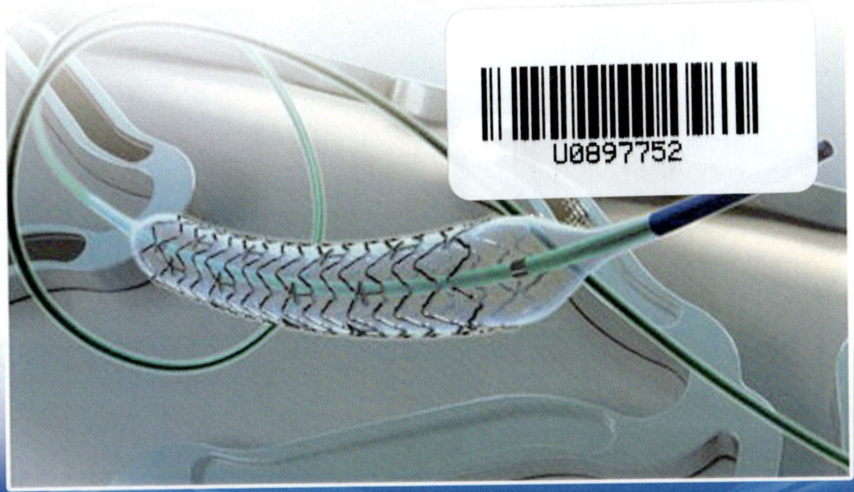

SALUBRIS 信立泰

美好源于诚信

简 介
Introduction

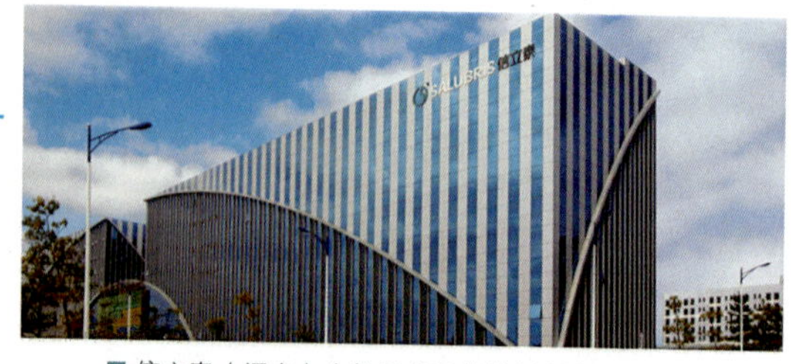

■ 信立泰（坪山）生物医疗及药物制剂产业化基地

深圳信立泰药业股份有限公司是集高端处方药、介入医疗器械等生物医药产品研发、生产、销售于一体的综合性医药上市集团，精耕于心血管类、介入医疗器械等高端领域，现市值超过300亿元人民币，在国内医药上市公司中位列前10名。公司在深圳宝安、坪山、惠州大亚湾、山东德州、苏州、成都建有产业与研发基地，在德国成立子公司，产品销往欧盟等国。

近年来公司保持稳健增长势头，被评为“国家火炬计划重点高新技术企业”、“国家级创新型试点企业”，技术中心被认定为“国家级企业技术中心”，先后荣获“福布斯亚洲中小上市企业200强”、“中国化学制剂类上市企业核心竞争力排行榜10强”、“中国最具竞争力医药上市公司20强”等多项殊荣，是国内医药企业中自主创新能力最强的企业之一。

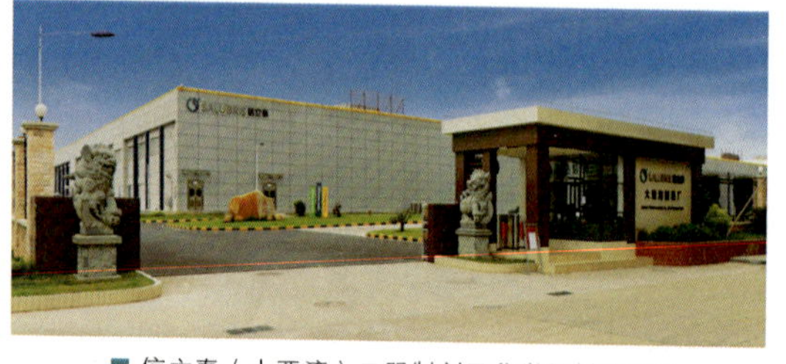
■ 信立泰（大亚湾）口服制剂及化学原料药基地

公司拥有信立坦、泰嘉、泰加宁、信达怡、立宁、立坦等多个自主知识产权产品，在抗血小板凝集、抗高血压、微创介入等细分市场和治疗领域形成优势协同的产品梯队。以国内外博士、硕士和高级工程师领衔、近300名专业人才为主体的研发团队，具备雄厚的技术积累和创新能力。公司坚持以学术推广为主的营销模式，拥有一支专业化学术推广营销队伍与中国最优秀的心血管专科药物销售队伍，具有强大的产品销售能力和品牌影响力，各类产品在全国5000多家大中型医院销售。

公司成立伊始即确立了“诚信、创新、严谨、专业、高效”的企业精神，持之以恒履行社会责任，多次参与国内抗震救灾、城乡义诊、助学扶贫等公益活动，至今回报社会累计超过5000万元。

上海市医学会心血管病分会心脏急症学组
东方心脏病学会议(OCC)心脏急症论坛

新编心脏急重症诊疗规范精要

张大东　张　松　主编

科学出版社
北　京

内 容 简 介

本书从临床实用角度出发，针对心脏急重症抢救相关的基本操作和常见心脏急重症诊疗措施和先进技术进行系统阐述。本书对心血管领域的急危症疾病，如重症心肌炎、室性心动过速、心源性休克、心源性晕厥及阿一斯综合征、急性心力衰竭、心跳呼吸骤停、电风暴等的处理进行了系统阐述，同时加入了很多先进的理念和方法。本书既重视理论知识，又重视实践，将心脏急重症诊疗的传统理念与国内外当下最新的诊疗指南及专家共识紧密结合，充分体现了系统性、科学性和先进性，对临床医护人员掌握此方面的知识和提高专业技术水平具有重要的参考价值。本书能使读者较系统和全面地学习和掌握心脏急重症诊疗的方法与技能，适用于从事心脏急重症诊疗相关的医护人员及医学院校师生使用。

图书在版编目(CIP)数据

新编心脏急重症诊疗规范精要 / 张大东，张松主编.
—北京：科学出版社，2015.9
ISBN 978-7-03-045617-5

Ⅰ. ①新… Ⅱ. ①张… ②张… Ⅲ. ①心脏病—急性病—诊疗—规范 Ⅳ. ①R541.059.7-65

中国版本图书馆 CIP 数据核字(2015)第 210047 号

责任编辑：潘志坚 闵 捷
责任印制：谭宏宇 / 封面设计：殷 靓

科学出版社 出版
北京东黄城根北街 16 号
邮政编码：100717
http://www.sciencep.com
南京展望文化发展有限公司排版
北京虎彩文化传播有限公司印刷
科学出版社发行 各地新华书店经销

*

2015 年 9 月第 一 版 开本：889×1194 1/32
2019 年 9 月第七次印刷 印张：6 7/8 插页：1
字数：168 000

定价：40.00 元

《新编心脏急重症诊疗规范精要》编辑委员会

序

随着社会的发展，人民生活水平的不断提高，心血管疾病的发病率逐年升高，病情变化大、发展快，已成为危害人民健康的大敌。如何能在最短时间内处理好心血管急危重患者，为患者争取时间，挽救生命成为接诊医师的重要任务。很多关于心血管急危症规范化治疗的指南、共识纷纷出台，原来的一些观点认识需要更新，为临床的治疗，特别是心脏急重症疾病的诊治提供最新的治疗策略及处理依据。另外，很多青年医生也需要有一本查阅方便、可随身携带关于心血管急重症抢救的小型书籍。为满足广大医务人员的需要，上海市医学会心血管病分会心脏急症学组和东方心脏病学会议（Oriental Congress of Cardiology，OCC）心脏急症论坛全体专家，共同编著了《新编心脏急重症诊疗规范精要》一书。本书从临床实用角度出发，针对心血管急重症抢救相关的基本操作和常见心血管急重症治疗措施和先进技术进行系统阐述。本书对心血管领域的急危症疾病，如重症心肌炎、室性心动过速、心源性休克、心源性晕厥及阿-斯综合征、急性心力衰竭、心跳呼吸骤停、心肺复苏、室速电风暴等的处理进行了系统阐述，同时加入了很多先进的理念和方法。本书既重视理论知识，又重视实践，将心血管急重症治疗传统理念与国内外当下最新的诊疗指南及专家共识紧密结合，充分体现了系统性、科学性和先进性，对临床医护人员掌握此方面的知识和提高专业技术水平具有重要的参考价值。本书能使读者较系统和全面地学习和掌握急重症诊治的方法与技能，适用于从事心血管急重症诊疗相关的医护人员及医学院校师生使用。

书成之际，主编张大东教授、张松教授邀我作序，使我得以先读全书，并为其内容所吸引。相信本书的出版，定会为广大心血管及相关专业医师所珍爱，更将为心血管急危重疾病诊治的发展与规范化起到很大推动作用。故欣然为此书作序，并推荐给大家，希望本书能成为您的良师益友。

葛均波

同济大学副校长，中国科学院院士

复旦大学附属中山医院教授

上海市心血管病研究所所长

2015 年 3 月

前　言

随着当前医疗技术的飞速发展，心脏急重症的监护治疗已经发展成为心血管科中一个非常重要的亚学科。对于心血管科的危重患者，必须根据患者的实际情况在最短时间内做出正确与合理的处理决策。心血管科中急危重症的紧急处理是院前、急诊、心脏急重症监护病房(CCU)医师经常需要面对的问题。即使是在普通病房，患者病情突然加重或出现变化，也需要医师的紧急处理。心脏急重症监护治疗学创立虽然只有几十年，但随着现代医学的迅猛发展，已成为医学领域中最活跃的学科之一。许多新理论、新技术和新疗法不断更新涌现，了解有关急重症诊治的基本知识和新进展甚为重要。针对这种情况，我们认真组织上海市医学会心血管病分会心脏急症学组和上海东方心脏病学会议(OOC)心脏急症论坛的专家共同编著了《新编心脏急重症诊疗规范精要》一书，旨在将心血管急重症诊疗中常见的基本操作规范和常见心血管疾病的诊疗规范及进展介绍给大家。

本书共分五章，第一章为 CCU 的设置和管理，主要介绍 CCU 的发展史及 CCU 的基本病房建设、人员设备配备及规章制度等；第二章着重介绍心脏急重症监护和诊治常用技术的操作规范；第三章列举了多种常见心血管急重症的规范诊疗措施及处理方法；第四章则系统总结了心血管急重症抢救常用药物应用的药效药理、适应证、禁忌证及用法用量等，为临床医师用药提供系统全面的用药信息；第五章着重介绍临床常用、发展迅速的胸外心脏按压机和心肺复苏机。本书编写过程中注重实战需要，突出危急重症救治的可操作性、实用性以及相关依据的充分性。针对近年来国内外对一些心血管疾病制订和更新了诊治指南及专家共识，本书在编写过程中尽可能吸收最新诊治指南和共识意见中的内容，以体现其新颖性。我们真诚希望本书能够为奋斗在临床一线的工作者提供一点帮助，共同推动心脏急重症诊疗技术的发展。本书适用于从事心血管急重症诊疗工作的心内科、心外科、急诊科、重症医学科、老年病科及大内科医生，也可作为医学院校本科生和研究生的参考书籍。

由于时间仓促、编写经验有限，编写过程中难免疏漏，敬请广大读者、前辈和同行予以指正。

主编

2015 年 4 月

目　录

第 一 章

心脏急重症监护病房(CCU)的设置和管理

第一节　心脏急重症监护病房(CCU)的发展史

CCU 是 Coronary Care Unit(冠心病监护病房)或者 Cardiac Care Unit(心脏监护病房)、Critical Care Unit(危重症或者危急症监护病房)的简称。心脏急重症监护治疗学是近五十年来随着重症医学的发展而逐步形成的一门新的亚学科。1962 年 Melter 和 Day 率先创立了冠心病监护病房(CCU),早期开创者们主要是想对急性心肌梗死(acute myocardial infarction, AMI)患者进行心电监测,以便及时发现和处理心律失常、发现病情变化、降低 AMI 的病死率、提高 AMI 患者的抢救成功率。随着心脏病学和重症医学的发展,后来 CCU 逐渐发展成为心肌梗死、心律失常、心力衰竭及其他所有心血管危重症的监护病房和救治中心,所以其意义就变成 Cardiac Care Unit 或 Critical Care Unit。

建立心脏重症监护病房,对于抢救危重急症心血管患者、提高心血管疾病患者的生存率、使心血管患者得到更好更专业的治疗意义非常重大。著名心脏病学家 Braunwald 指出 CCU 的出现是心脏病治疗最重要的进展,2010 年,欧洲心脏病协会(European Society of Cardiology, ESC)建议严重心脏疾病患者应该进入心脏重症监护病房治疗,2011 年,英国心血管协会(British Cardiovascular Society)也建议所有的高危心血管病患者必须进入心脏重症监护病房治疗。在我国目前三级医院都建有 CCU 病房,而部分二级医院也建立了 CCU 病房,可见各级医疗机构和心血管专家对建立 CCU 病房的重视。心脏重症监护在国内外已经发展到了一个很高的水平。根据 2011 年我国卫生事业发展统计公报,我国目前有近千家综合性三级医院,这些医院都有独立的心血管内科,加上部分二级医院也设有心血管内科,因此初步估计全国有近万名医生在从事心脏急重症监护治疗(CCU)的工作。在上海,近二十家综合性的三级医院都设有心血管内科,加上部分二级医院的心血管内科,这样上海市将近有五十家医院有心血管内科,而心血管内科中,多数都有专门的心脏重症监护病房(CCU 病房);另外还有一些心血管内科没有独立出来的中小型医院,也有部分医生在从事心血管重症监护治疗的工作;加上部分医院急诊科、重症医学科、心外科也有部分医生从事相关的工作;以此估计,上海市从事心脏急重症监护治疗的医生将近 1 000 人。

心脏急重症监护治疗学已经发展成为心血管内科中一个非常重要的亚学科。目前在国外,欧洲心脏病协会(ESC)最早建立了心脏重症监护学组,英国心血管协会也下设心脏重症监护工作组。我们上海市医学会心血管病分会在全国率先建立了——心脏急症学组(Working Group on Cardiac Care Unit),来协调上海市各个医院的心脏重症监护治疗技术的发展,使得各个医院从事心脏重症监护专业的医生能经常聚到一起交流经验、切磋技艺、共同提高,使得心血管患者得到更好的救治。

(张　松)

第二节　CCU 病房建设、设备配置、急救药品配备、医护人员配备和职责

一、CCU 病房建设

1. CCU 病房位置的选择

(1) 选择 CCU 病房位置的原则是要有利于抢救,CCU 的患者大多数须行心脏导管检查术。因此在设计 CCU 病房位置时,最

好紧靠心导管室。在心导管室进行心导管检查治疗时，一旦发生意外可以送到CCU抢救；而在CCU的患者一旦病情有变化(比如经皮冠状动脉介入治疗术后支架内急性闭塞)，可以迅速送到心导管室进一步检查治疗。

(2) CCU病房最好靠近心脏外科和手术室，如果出现紧急情况(比如需要行急诊搭桥术)可以迅速行心脏外科手术治疗。

(3) CCU病房最好相对接近计算机X射线断层扫描(CT)室、化验室。

(4) 靠近电梯，交通便利。

2. CCU病房的整体布局　CCU病房常见有以下两种布局。

(1) 椭圆形结构：以护士站为中心，周围一圈均为监护病间，每间10～30 m^2，每间收治1～2名患者。

(2) 扇形结构：以护士站为中心，护士站面对着呈扇形排列的监护病房，病房大小不等，除了收治1～2名患者的小病房外，可有并排放置6～10张床位的大型病房区，床与床之间隔以屏布。

其他辅助房间包括医护人员的值班室和休息室、储藏室、开水房、清洁间、污物间、卫生间、小化验室、患者家属接待室等，可以设计在监护病房外，也可以在监护病房内，但总的要求是便于抢救和减少污染。

3. CCU病房的室内建筑装饰　CCU病房的室内装饰不同于其他普通病房，主要建议如下。

(1) 地面和墙体质地要能够耐受清洁消毒。

(2) 房顶有可拆卸天花板，并装有轨道，以便可以自由移动输液吊钩和屏布。

(3) 最好要有可以移动的床头灯，便于床边穿刺等操作时用。夜间照明灯的亮度最好可以调节。

(4) CCU病房的患者运送进出通道要与工作人员通道分开，避免各种污染和交叉感染。

(5) 建议每个床位占地面积为8～10 m^2，要保证医护人员从患者的四面均能对其进行操作和检查，床头留有一定的空隙。

(6) 要求通风良好,能够保持相对恒定的温度和湿度,病室最好有与外面相通的窗户,可见自然光,配有窗帘。

(7) 要有中央供氧系统、中心负压吸引管道、压缩空气管道、床头呼叫装置。

(8) 最好有备用供电系统,保证不断电。

(9) 病床要有脚轮和制动装置,床位的高度和倾斜度都可以自由调节,两侧要有可调节的护栏。

(10) 最好要有特别设计的多功能吊架,吊架上有电源插头、氧气插孔、负压吸引插孔、压缩空气插孔、输液架、注射泵的泵架、监护仪台架、可移动灯、阅读灯等。

二、CCU 的设备配置

1. 基本设备　有中心供氧和负压吸引装置、微量输液泵及滴泵、心电图机、气管插管设备及辅助呼吸气囊等。

2. 监护设备　包括心电监护仪、血流动力学监测仪等。

3. 重要设备　心室颤动除颤器、体外临时起搏器、无创呼吸机、有创呼吸机、心肺复苏机、主动脉内球囊反搏(IABP)、震动排痰机等。

4. 用于急救的消毒包　气管切开包、深静脉穿刺包、导尿包、胸穿包、腹穿包等。

5. CCU 应该常备的物品　氧气小钢瓶、氧气袋、吸痰器、雾化吸入装置、输液架、紫外线灯、开口器、无菌镊、无菌剪刀、纱布、各种消毒液、血压计、听诊器、多功能插座、手电筒、砂袋、输液器、注射器、针头、抽血针头、静脉留置针、棉签、砂轮、止血带、胶布、开瓶器、吸痰管、鼻导管、吸氧面罩、导尿管、电极片、弹力绷带、纱布、棉球、消毒盘等。

三、常用急救药品配备

1. 心肺复苏相关药物　肾上腺素、去甲肾上腺素、多巴胺、纳洛酮、间羟胺(阿拉明)、阿托品、异丙肾上腺素、尼可刹米、洛贝林、5%碳酸氢钠等。

2. 心律失常和心衰相关药物　洋地黄制剂、硝普钠、硝酸甘油、利尿剂、多巴酚丁胺、利多卡因、普罗帕酮(心律平)、胺碘酮、呋塞米、吗啡、氨茶碱等。

3. 其他药物　肾上腺皮质激素、地西泮、甲磺酸酚妥拉明、丙泊酚、低分子右旋糖酐等。

四、医护人员的配备

1. CCU 病房的组织结构　CCU 病房应该在心内科主任的全面领导下开展工作,实行心内科科主任负责制。一般建议指定一位行政副主任负责协调 CCU 病房的日常具体工作,并负责组织各种临床抢救工作。配置主任医师或者副主任医师 1～2 名,其下由主治医师带领住院医师具体进行临床医疗和抢救工作。

2. CCU 病房的人员编制

(1) CCU 病房的床位数一般占心内科全部床位数的 10%～20%。一般建议各级医师总数(含进修、实习医师)与监护病房床位数之比达(0.5～1.0)∶1。

(2) 为了保证 24 h 都有护士守护,而且还要考虑护士的法定休息日、节假日和产假等,故要求护士总人数,与监护病床数之比达(1.0～2.0)∶1。

(3) 配备一定数量的护工、卫生清洁人员,有条件的还可配备专职或半专职的工程技术人员。

五、CCU 病房医师职责

1. CCU 主任医师的职责

(1) 在科主任领导下,指导 CCU 病房的临床医疗抢救、教学、科研和下级医生的培训提高工作。

(2) 定期查房(一般每周 2 次)及时解决疑难病例的诊断和治

疗,亲自主持和参与急、重、疑、难病例的抢救处理以及疑难和死亡病例的讨论,关注病区所有疑难危重患者的诊治工作。

(3) 指导 CCU 病房的主治医师和住院医师做好临床医疗和抢救工作,有计划地对下级医师做好临床医疗抢救技能和三基的培训工作。

(4) 紧跟国内外最新进展,不断开展新技术,以提高 CCU 病房的医疗抢救质量和成功率。

(5) 督促下级医师认真贯彻执行 CCU 病房各项规章制度和医疗操作规程。

(6) 指导 CCU 病区医生结合临床开展科研工作。

(7) 带领下级医师及时发现危重患者病情的变化并及时处理。

(8) 指导和帮助下级医师一起做好患者和家属的沟通协调和病情告知工作。

2. CCU 副主任医师职责　参照主任医师职责执行,并协助主任医师做好上述工作。

3. CCU 主治医师的职责

(1) 在科主任和主任医师指导下,具体负责 CCU 病房临床医疗抢救、教学和科研工作。

(2) 指导 CCU 病房住院医师进行临床诊断、治疗、抢救及各种特殊诊疗操作。

(3) 认真参加危重患者的抢救工作,并协助主任医师完成各种抢救任务。

(4) 认真执行 CCU 病房各项医疗抢救的规章制度和技术操作规范,避免医疗抢救差错事故,并督促住院医师执行制度和规范。

(5) 每天查房 1～2 次,密切观察患者的病情变化,当患者病情发生变化或者出现各种危重情况时,应及时处理,并向主任医师汇报。

(6) 负责临床教学工作,指导 CCU 的进修、轮转、“规培”和实习医师的工作。

(7) 学习和运用国内外先进技术,不断提高自身的临床水平。

(8) 和住院医师一起做好患者和家属的沟通协调和病情告知工作。

4. CCU 住院医师的职责

(1) 在科主任领导和主任医师、主治医师指导下,负责 CCU 病房一定数量病员的医疗抢救工作。

(2) 对病员进行检查、诊断、治疗,参与抢救,开写医嘱并检查其执行情况。

(3) 及时完成病历、病程记录、出院小结的书写工作,检查和改正进修、实习医师的病历和病程记录,及时完成转出或者出院病员的病案小结。

(4) 向主治医师及时报告急重症患者诊断、治疗上的困难以及病情的变化。

(5) 住院医师对所管病员应全面负责,在下班以前,作好交班工作,对患者的重点注意事项用口头和书面方式向值班医师交班。

(6) 每天至少查房两次,并定期巡视病房,及时发现危重情况及患者病情的变化并及时向上级医师汇报。

(7) 认真执行 CCU 病房各项规章制度和技术操作规范,避免差错事故。

(8) 学习和运用国内外先进技术,不断提高自身的临床水平。

(9) 做好患者和家属的沟通协调和病情告知工作。

(10) 及时查看患者的检查单、化验报告单,分析检查结果,提出进一步检查或治疗意见;发现问题,及时处理。

(张　松)

第三节　CCU 病房的常规制度

一、CCU 病房值班相关制度

(1) CCU 值班任务一般由住院医师或者低年资主治医师完成,值班医生必须持有中华人民共和国执业医师资格证书。

(2) CCU 值班医生必须接受过正规上岗前培训。

(3) CCU 值班医生必须熟练掌握各种心血管急重症的诊治抢救技术,并熟练掌握电除颤等各种诊疗操作。

(4) 一般实行 24 h 值班制度,病区 24 h 不得离人。

(5) CCU 病房值班医生负责对 CCU 住院患者的急重症情况以及病情变化进行及时处理,遇到不能解决的问题及时请示二线值班医生。

(6) CCU 病房值班医生负责急重症新入院患者和其他科室和病区危重转诊患者的收治和处理。

(7) 值班医生接班时认真做好每一个患者病情的交接和熟悉工作。

(8) 值班医生要认真填写交接班记录和值班记录,详细记录值班时发生的事项和处理过程、结果以及需接班人员继续办理的事项。

(9) 值班医生要坚守岗位,不得擅离职守,不得利用值班电话聊天。

(10) 值班医生不得酒后值班或在值班期间饮酒,要注意防火和电器安全。

二、CCU 医生培训相关制度

(1) 科主任和主任医师负责建立 CCU 培训制度,制订培训计划,负责督促、定期检查和考核。

(2) CCU 各级医生必须按时参加每一次 CCU 专业知识、操作技能和三基培训。

(3) CCU 病房主任医师具体负责对下级医生进行临床抢救、操作技能和三基的培训工作。

(4) CCU 病房主治医师协助培训工作,同时加强自己个人的业务学习,提高自己的医疗水平。

(5) 住院医师在主任医师、主治医师的指导下完成临床抢救、操作技能和三基的学习,较系统地掌握心血管危重症诊治的基础及专业理论知识,并通过考核。

(6) 新入 CCU 病房医生必须接受上岗前培训,熟练掌握 CCU 病房的各种规章制度。

(7) 每次培训必须有记录,每人签到,并与年终考核和职称聘任挂钩。

三、CCU 病房家属探视及陪护制度

(1) 根据相关规定及国际惯例,CCU 病房一般实行封闭管理制度,原则上谢绝家属床旁陪护。

(2) 每天安排家属探视时间约 1 h,多数医院探视时间安排在下午 16:00～17:00,每次只能进一名家属。学龄前儿童一般不建议探视。

(3) 探视时家属必须穿上鞋套或更换拖鞋,并建议穿上病房专用隔离服。家属必须保持病室清洁及安静,入室前建议关闭手机,以免干扰仪器正常运转。探视时不得随意走动和动用各种医疗物品。

(4) 如果当班医生有空闲,探视后家属可向医生询问病情。

(5) 在危重患者抢救期间,未经允许家属不得探视患者,以免影响医护人员的抢救工作。

(6) 在非探视期间,个别情绪极其不稳或者意识紊乱的患者,在得到医生的允许后,家属可以临时或者短时间到床边安慰或者协助处置患者。

(7) 在非探视期间,原则上不允许临时的家属或者友人的探访,

某些特殊情况下必须征得当班医生的同意，方可短时间临时进入。

四、CCU病房交接班相关制度

（1）每日早晨交班一般由科主任或者主任医师主持，当班全体医护人员参与。

（2）早晨交班内容为：由夜班医护人员分别汇报昨日病区患者病情变化、处理情况、结果、现状及存在问题。对于没有特殊变化的危重患者也需汇报病情进展情况、现状及存在问题；对新入院患者也需专门交班。

（3）接班医生及白天当班医生要认真听取交班报告，以便熟悉病区所有危重患者及新入院患者的现状、危重情况、存在问题，并继续相关抢救和治疗。

（4）每天下午下班前，CCU白天当班医生和值班医生在床边进行交接，当班医生详细介绍每一个患者病情变化情况、现状、用药情况、注意事项及观察指标。

（5）交班指标包括患者神志情况、心率、心律、血压、尿量、体温、呼吸频率、机械通气情况、心律失常发作情况、胸痛情况、大小便出血情况、血糖、肝肾功能、介入手术情况、伤口情况等。

（6）值班医生应在交班本上详细记录患者病情变化情况、处理过程、结果、现状及注意事项，新入院患者情况，危重患者病情进展情况等，并签名。接班医生也必须在了解病区患者情况后及时在交班本上签名。

（7）接班医生应根据交班医生交代的注意事项密切观察每位患者病情的变化，并做出相应的处理，如有疑难问题，及时请示二线值班医生。

（8）交班力求做到全面、准确。交班本必须每天及时填写、签名。

（9）CCU病房医生轮岗、转科时，应在上级医师的主持下做好交接班工作，并及时写好交接班记录。

（10）患者进入CCU病区时，原主管医生或者首诊医生必须向CCU病房医生详细介绍患者病情、存在的问题及重点观察和关注的指标。

五、CCU病房的出入转诊相关制度

（1）严格执行收治标准，心血管普通病区或者门急诊有病情危重患者需要转入或者收入CCU病区时，由原主管医生或者首诊医生联系CCU病房医生，介绍病情，经CCU医师同意后方可转入CCU。

（2）患者进入CCU病区时，原主管医生或者首诊医生必须向CCU病房医生详细介绍患者病情、存在的问题及重点观察和关注的指标。

（3）CCU入住标准：详见CCU病房收治范围。

（4）患者在CCU经过积极抢救治疗病情稳定后，经上级医师同意，由CCU病房主管医生联系心血管普通病区医生，安排患者转出CCU、并进入心血管普通病房继续治疗。

（5）患者转出CCU病区时，CCU病房原主管医生应该向心血管普通病区接管医生介绍患者病情及后续注意事项。

（6）转入、转出CCU的同时，CCU病房主管医生和心血管普通病区医生分别完成好转出、转入CCU记录。

六、CCU病房的收治范围

（1）急性心肌梗死、不稳定型心绞痛等。

（2）各种大型或者高难度介入手术后需要密切监测的患者。

（3）各种介入手术后出现严重并发症的患者。

（4）各种严重心律失常患者，包括恶性室性心律失常、心室率极快的房性心律失常、严重的缓慢型心律失常等。

（5）急性心衰、慢性心衰急性加重。

（6）心源性休克及部分晕厥患者。

(7) 重症心肌炎。

(8) 高血压急症。

(9) 心肺复苏后的患者。

(10) 重度肺动脉高压。

(11) 主动脉夹层。

(12) 肺栓塞。

(13) 其他各种心血管急危重症患者。

七、CCU 病房危重患者抢救制度

(1) CCU 病房抢救工作要周密组织、详细分工。上班时间的抢救工作一般由主任医师或副主任医师负责组织和指挥。参加抢救的 CCU 医护人员要有高度的责任感、密切配合全力开展抢救工作。

(2) 非正常上班时间或特殊情况下(如主管医生手术、门诊值班或请假等)CCU 病房的抢救工作一般由二线值班医生负责组织和指导。

(3) CCU 病房的抢救器材及抢救药品应随时处于备用状态,专人管理,使用后及时补充。

(4) 参与值班的 CCU 医护人员上岗前必须接受过专门的心血管危重症抢救上岗前培训,必须熟练掌握各种抢救器械和设备。

(5) 参加抢救的所有 CCU 医护人员,必须根据患者病情做好每一步抢救工作,对于患者病情变化和所用药物要有详细记录,并注明抢救时间,严密观察病情变化。

(6) CCU 参与抢救医生换班、交接班时严格执行交接班制度,保证有专人负责,对病情、抢救经过及各种用药、存在问题、注意事项等要做好详细交接。

(7) 一般情况下,CCU 抢救医生不能口头下医嘱,如确因情况紧急需要口头下医嘱,护士执行时,必须重复一遍,得到确认后方可执行,事后应由抢救医生及时补记医嘱。

(8) CCU 参与抢救医生方便时应及时向患者家属或授权人交代病情,充分告知病情的危重情况,签署病危通知单。

(9) 抢救结束后或者抢救空隙期间,CCU 参与抢救的医护人员应做好相关的抢救记录和小结,总结经验,吸取教训。

(张　松)

第 二 章

心脏急重症监护和诊治常用技术操作规范

第一节　中心静脉压监测技术的应用

一、适应证

(1) 测定右室充盈压，作为血容量、静脉回流阻力及右室功能指标。原因不明的急性循环衰竭患者，测定中心静脉压借以鉴别是否血容量不足抑或心功能不全。

(2) 大手术或其他需要大量输血、补液时，借以监测血容量的动态变化，防止发生循环负荷过重的危险。

(3) 血压正常但伴有少尿或无尿时，借以鉴别少尿原因为肾前性因素(缺水)抑或为肾性因素(肾功能衰竭)。

(4) 需长期输液或接受全胃肠外营养的患者。

二、禁忌证

(1) 穿刺或切开处局部有感染。

(2) 凝血机制障碍。

(3) 血气胸患者避免行颈内静脉及锁骨下静脉穿刺。

三、操作步骤

1. *原理*　中心静脉压(central venous pressure，CVP)是指右心房及上、下腔静脉胸腔段的压力，正常值为 5～12 cmH_2O。CVP 是通过装满液体的管道将血管腔与外部压力换能器相连接而测得。

2. *操作方法及程序*

(1) 术前准备：

1) 深静脉穿刺包 1 套。

2) 常规消毒治疗盘 1 套。

3）其他用物：1％～2％利多卡因、注射器、无菌手套、无菌生理盐水1瓶、直尺1把、输液架等。

（2）导管进入途径：通过颈内静脉、锁骨下静脉、颈外静脉、贵要静脉、腋静脉和股静脉均可提供中心静脉导管入径。

（3）操作程序：

1）右颈内静脉途径（Seldinger法）：

① 吸氧，患者头转向左侧，轻度后仰，颈部皮肤消毒。

② 消毒铺巾，显露胸骨上切迹、锁骨、胸锁乳突肌侧缘和下颌骨下缘。

③ 确定乳突与胸锁乳突肌胸骨头连线的中点，在该点于胸锁乳突肌内侧（前路法）或外侧（中央法）进入颈内静脉。

④ 患者可取Trendelenburg体位，1％利多卡因局麻后，穿刺针与皮肤呈30°大致向同侧腋窝（前路法）或乳头（中央法）方向进针，直至回抽出静脉血。

⑤ 撤去注射器，置入导引钢丝，导引钢丝应能非常顺利通过，随后撤去穿刺针，扩张管轻轻旋转扩开皮肤和皮下组织，以利于静脉导管置入。

⑥ 插入静脉导管后，零点与右心房在同一水平（即仰卧时腋中线水平），体位变动时给予调整。

⑦ 测定压力：先将插向静脉一端的导管夹紧，松开连接输液瓶一侧的导管及连通测压计侧的导管，输液瓶与测压计相通，并使输液瓶内液体充满测压管，将连接输液瓶一侧的导管夹紧，松开插向静脉侧的导管，测压计与静脉导管相通，此时测压管内的液面迅速下降，当液面达到一定水平不再下降时，在测压计中刻度即为中心静脉压。

2）锁骨下静脉途径：锁骨下静脉在锁骨下锁骨中线内侧穿行，故可在锁骨下方外1/3处进针。确定穿刺针触及锁骨骨膜后，针尖在锁骨后下方走行指向胸骨切迹。进针过程中应保持针尖紧贴于锁骨后缘以避免气胸。

3）亦可选用贵要静脉，有专用的套在引导针上的长导管。若导管插入困难，可将手臂外展，头偏向插管侧以减少导管进入颈内静脉的机会。

四、并发症及处理

1. 心律失常　房性和室性心律失常均可发生，多为一过性，导管拔除后即可消失。

2. 颈动脉或锁骨下动脉损伤　若不注意，大的静脉导管误入动脉造成损伤，必要时需外科处理。抗凝患者中，锁骨下静脉插管的出血风险大于颈内静脉，因锁骨下动脉刺破后压迫止血困难。

3. 其他　血胸、气胸、心包填塞、胸腔积液、乳糜胸、空气栓塞和感染。

五、注意事项

(1) 操作时必须严格遵守无菌技术操作规程。

(2) 测压管零点必须与右心房中部在同一平面，体位变动后应重新校正零点。

(3) 导管应保持通畅，否则会影响测压结果。

(4) 中心静脉导管保留的时间长短与感染的发生率有密切关系，在病情允许的情况下应尽快拔除导管。通常中心静脉导管的放置时间为 1 周左右，如仍需要，可在其他部位重放一根新的导管。

(5) CVP 本身不能表明患者的容量状态，评价中心静脉压高低的意义，应当从血容量、心功能及血管状态三方面综合考虑，需结合临床，做出判断。

（金　奇）

第二节　有创动脉压监测技术的应用

一、适应证

（1）各类危重患者、循环功能不全、体外循环下心内直视手术、大血管外科、脏器移植等可能术中大失血的手术。

（2）严重低血压、休克和血流动力学不稳定的疾病，或无创血压难以监测者。

（3）严重高血压、创伤、心肌梗死、心力衰竭、多脏器功能障碍。

（4）手术中需要控制性降压、低温麻醉、血液稀释和/或染料稀释法测定心排量时。

（5）需要反复抽动脉血气分析。

（6）选择性造影，动脉插管化疗时。

二、禁忌证

（1）穿刺部位或附近存在感染。

（2）凝血功能障碍：对已用抗凝剂患者，最好选用浅表且处于肢体远端的血管。

（3）有血管疾病的患者，如脉管炎等。

（4）Allen 试验阳性者忌行桡动脉穿刺测压。

三、操作步骤

1. *原理*　是将动脉导管置入动脉内直接测量动脉内血压的方法（正常情况下有创动脉血压比无创血压高 2～8 mmHg，危重患者可高 10～30 mmHg）。

2. *操作方法及程序*

（1）术前准备：

1）用物准备：

① 动脉套管针(根据患者血管粗细选择)、12 号或 16 号普通针头、5 mL 注射器、无菌手套、无菌治疗巾及 1%利多卡因。

② 动脉测压装置。

③ 常规无菌消毒盘。

④ 其他用物：小夹板及胶布等。

2) 患者准备：

① 向患者解释操作目的和意义，以取得其配合。

② 检查尺动脉侧支循环情况，Allen 试验阴性者，可行桡动脉置管。

③ 穿刺部位常规备皮。

(2) 导管进入途径：通常可于桡动脉、股动脉、腋动脉、肱动脉、足背动脉置管，其中首选桡动脉，其次为股动脉。

(3) 操作程序(以经皮桡动脉穿刺置管法为例)：

1) 患者取平卧位，前臂伸直，掌心向上并固定，腕部垫一小枕手背屈曲 60°。

2) 摸清桡动脉搏动，常规消毒皮肤，术者戴无菌手套，铺无菌巾，在桡动脉搏动最清楚的远端用 1%利多卡因做浸润局麻至桡动脉两侧，以免穿刺时引起桡动脉痉挛。

3) 在腕褶痕上方 1 cm 处摸清桡动脉后，用粗针头穿透皮肤做一引针孔。

4) 用带有注射器的套管针从引针孔处进针，套管针与皮肤呈 30°，与桡动脉走行相平行进针，当针头穿过桡动脉壁时有突破坚韧组织的脱空感，并有血液呈搏动状涌出，证明穿刺成功。此时即将套管针放低，与皮肤呈 10°，再将其向前推进 2 mm，使外套管的圆锥口全部进入血管腔内，用手固定针芯，将外套管送入桡动脉内并推至所需深度，拔出针芯。

5) 将外套管连接测压装置，将压力传感器置于无菌治疗巾中防止污染。第 24 h 局部消毒并更换 1 次治疗巾。

6) 固定好穿刺针，必要时用小夹板固定手腕部。

7）正常动脉压力波形：正常动脉压力波分为升支、降支和重搏波。升支表示心室快速射血进入主动脉，至顶峰为收缩压，正常值为100～140 mmHg；降支表示血液经大动脉流向外周，当心室内压力低于主动脉时，主动脉瓣关闭与大动脉弹性回缩同时形成重搏波。之后动脉内压力继续下降至最低点，为舒张压，正常值60～90 mmHg。从主动脉到周围动脉，随着动脉管径和血管弹性的降低，动脉压力波形也随之变化，表现为升支逐渐陡峭，波幅逐渐增加，因此股动脉的收缩压要比主动脉高，下肢动脉的收缩压比上肢高，舒张压所受的影响较小，不同部位的平均动脉压比较接近。

四、并发症及处理

1. *血栓栓塞*　留置动脉内导管所引起的血栓栓塞是最严重的并发症。可造成远端肢体缺血：与血栓形成、血管痉挛、局部包扎过紧等因素有关。应注意桡动脉置管前行 Allen 试验，避免反复穿刺造成血管壁损伤，选择适当的穿刺针，观察远端手指的颜色及温度，切勿包扎过紧或环形包扎。动脉插管引起桡动脉血栓形成需要一定的时间，平均为 13 天。桡动脉闭塞后短期内不能通过插管再通方法使远端末梢血流再通。如果患者在桡动脉留置导管期间出现远端血管缺血，则应试着拔出导管，取出血栓。有时，也可在拔出动脉导管的同时用注射器抽吸导管，以试图吸出血栓。动脉导管取出后，则需行动脉切开术，清除血管中血凝块。

2. *局部出血血肿*　穿刺失败及拔管后有效压迫止血，压迫止血应在 5 min 以上。

3. *感染*　有局部感染和全身感染。注意无菌操作，置管时间一般不应超过 7 天，一旦发现感染应立即拔除。

五、注意事项

（1）曾建议使用 Allen 试验评价桡动脉、尺动脉对手部血供的分布情况，但这并不能准确预测并发症的发生。

(2) 当左右两侧的血压不同时，通常应在压力较高一侧进行有创血压监测。

(3) 测压注意事项：直接测压与间接测压之间有一定的差异，一般认为直接测压的数值比间接法高出 5～20 mmHg。不同部位的动脉压差，仰卧时，从主动脉到远心端的周围动脉，收缩压依次升高，而舒张压依次降低。肝素稀释液冲洗测压管道，防止凝血的发生。校对零点，换能器的高度应与心脏在同一水平。采用换能器测压，应定期对测压仪校验。导管有时需重新定位、重新连线或更改更大或更长的导管。

（金　奇）

第三节　Swan-Ganz 导管血流动力学监测技术的应用

一、适应证

肺动脉导管应在明确诊断或指导治疗的意义超过危险性及其相关并发症时可应用。主要适应证包括：

(1) 严重左心功能不良、重要脏器合并症，估计术中血流动力学不稳定的心脏瓣膜病。

(2) 合并严重肺动脉高压、右心功能不全、慢性阻塞性肺病、肺动脉栓塞患者。

(3) 急性心肌梗死伴休克；缺血性心脏病，左心室功能差，左心室射血分数＜0.4；左心室壁运动异常；近期心肌梗死(＜6 个月)或有心肌梗死并发症；严重心绞痛；明显左主干狭窄(＞75%)；同时合并瓣膜病。

(4) 终末期心脏进行心脏移植。

(5) 估计术中血流动力学极不稳定的胸腹主动脉瘤手术。

(6) 严重创伤、灼伤、多器官功能衰竭。

(7) 各种类型休克需血流动力学监测者。

二、禁忌证

(1) 三尖瓣或肺动脉瓣狭窄导管不容易通过瓣膜口，造成对血流的阻塞加重。

(2) 右心房或右心室肿物，导管可以造成肿块脱落，引起栓塞。

(3) 法洛四联征因右心室流出道阻塞，置入导管可能致流出道痉挛。

(4) 新近置入起搏导线，置入或拔出导管对起搏导线造成危害。

(5) 严重心律失常，存在致命性室性心律失常危险的患者，慎重选用。

三、操作步骤

1. *原理*　Swan-Ganz 气囊漂浮导管（肺动脉导管）依次通过腔静脉、右心房、右心室，随后进入肺动脉。肺动脉导管可提供非常有用的信息，包括中心静脉压、肺动脉压、肺毛细血管楔压、混合静脉血化学成分以及心排血量。

2. *操作方法及程序*

(1) 术前准备：准备 Swan-Ganz 导管，必要时需在导管室（X线下）操作，其他基本同中心静脉穿刺术。

(2) 导管进入途径：经肘静脉、股静脉、颈内静脉、锁骨下静脉穿刺置管，导管经上或下腔静脉进入右心房、右心室到肺动脉。从肘静脉或股静脉置管到肺动脉的平均距离为 55～65 cm，颈内及锁骨下静脉置管为 35～45 cm。一般多数选择颈内及锁骨下静脉作为导管入径。

（3）操作程序：

1）中心静脉穿刺消毒铺巾，中心静脉穿刺，置入鞘管（见中心静脉压监测术）。

2）插入肺动脉导管根据压力、波形和插管的深度，判断导管所到达的位置。

① 肺动脉导管进入至 20 cm 处，相当于右心房水平，气囊充气 1.0～1.5 mL。缓慢插入导管，并通过依次观察右心房压、右心室压、肺动脉压、肺毛细血管楔压（PCWP）的变化判断导管位置。

② 当到达右心室时，应避免心律失常。出现跨瓣压力变化，加送 2～3 cm，以免导管尖返回。当较难进入右心室时，让患者深呼吸增加肺血流，抬高头部或左右调节体位，用冷盐水冲洗管道使其变硬，可能有所帮助。

③ 进入肺动脉后，缓慢进入，嵌顿后放气，观察波形变化，确证进入肺动脉。然后后退 0.5～1.0 cm，减低肺动脉破裂危险。在气囊未放气时，禁止后退，以免肺动脉和三尖瓣撕裂、套囊破裂。

四、并发症及处理

1. *心律失常* 室性早搏最多见，可能发生一过性右束支阻滞，有左束支阻滞的患者，肺动脉导管置入可能导致完全性房室传导阻滞。应备相应的药物（异丙肾上腺素）和起搏装置（如体外经皮、经静脉临时起搏，有起搏功能的肺动脉导管）。

2. *肺动脉破裂或梗死* 气囊应缓慢充气。当出现肺动脉楔压波形时应立即停止充气。不应延长气囊充气时间，因有引起肺动脉破裂或梗死可能。肺动脉导管置入到位时，应一直监测肺动脉压力，一旦出现持续楔压波形应回撤导管。

3. *肺动脉导管打结* 可在 X 线下解开并移除导管。

4. 气囊破裂　任何情况下气囊充气均不能超过 1.5 mL。

5. 心脏损伤　心内血栓形成、损伤肺动脉瓣或三尖瓣、心内膜炎、心脏穿孔。

6. 其他穿刺并发症　见中心静脉压监测术并发症。

五、注意事项

(1) 操作宜轻巧、敏捷，争取在几分钟内到达肺动脉，否则容易发生静脉痉挛。

(2) 漂浮导管前端最佳嵌入部位，应在肺动脉较大分支，当气囊充气后生理监测仪上即显示肺动脉楔压波形和压力值，而放气后屏幕上又显示肺动脉波形和压力值。

(3) 由于呼吸影响，用机械通气或自发呼吸时，均应在呼气终末测试。

(4) 临床中，如患者出现高热、寒战等表现，高度怀疑心导管污染所致者，应即拔除导管，并做导管中残留血液的细菌培养及给予抗生素治疗。一般漂浮导管留置时间为 3～5 天，也可保留至 9 天或更长，但一般对导管留置 5 天以上的压力数值可信度表示怀疑。如出现血栓性静脉炎或有栓塞时应拔除导管。导管留置的最佳时间为 48～72 h。

(5) 注意导管冲洗和维护：当心脏压力图像异常，即监测压力波变为平坦，压力数值与前有明显差异时，可能是导管阻塞；波形异常的另一现象是由于导管位置改变所致。如导管退出肺动脉，监测仪上则显示右心室压力图像，这并非由于管腔阻塞所致，冲洗是无效的。应在无菌操作下重新调整导管位置或通过 X 线给予证实。每次测量全套血流动力学指标前，为保证数值的准确性，应冲洗各管腔 1 次。常规维护导管肝素液冲洗为每小时 1 次。

（金　奇）

第四节　PiCCO 血流动力学监测技术的应用

一、适应证

需要心血管功能和循环容量状态监测的患者，诸如外科、内科、严重烧伤以及需要中心静脉和动脉插管监测的患者，均可采用脉波指示连续心排血量监测（pulse indicator continuous cardiac output 或 pulse index continuous cardiac output，PiCCO）。主要适应证包括：

（1）各种类型的休克。

（2）急性呼吸窘迫综合征。

（3）急性心功能不全。

（4）肺动脉高压。

（5）心脏及腹部、骨科大手术。

（6）严重创伤。

（7）脏器移植手术。

二、禁忌证

多为相对禁忌证，例如股动脉插管受限（股动脉移植、穿刺部位严重烧伤和穿刺部位感染）的可考虑腋动脉或其他大动脉。下列情况有些是测定值的变化较大，也列入禁忌证。

（1）出血性疾病。

（2）主动脉瘤、大动脉炎。

（3）动脉狭窄、肢体有栓塞史。

（4）肺叶切除、肺栓塞、胸内巨大占位性病变。

（5）体外循环期间，接受主动脉反搏泵治疗期间。

(6) 体温或血压短时间变化过大。

(7) 严重心律紊乱。

(8) 严重气胸、心肺压缩性疾患。

(9) 心腔肿瘤。

(10) 心内分流。

三、操作步骤

1. *原理* PiCCO用于监测和计算血流动力学参数。心输出量可以通过动脉脉搏轮廓分析法连续测量,也可以通过经肺热稀释技术间断测量。另外,PiCCO还监测心率、动脉收缩压、舒张压和平均压。分析热稀释曲线的平均传输时间(MTt)和下降时间(DSt)用于计算血管内和血管外的液体容积,PiCCO可监测胸腔内血容量(ITBV)、血管外肺水含量(EVLW)及每搏排出量变异度(SVV)等容量指标来反映机体容量状态,指导临床容量管理。

2. *操作方法及程序*

(1) 术前准备:同中心静脉压监测技术和有创动脉压监测技术。

(2) 导管进入途径:中心静脉多选择颈内静脉或锁骨下静脉;动脉导管入径首选股动脉,必要时可选腋动脉等。

(3) 操作程序:

1) 应用Seldinger法插入上腔静脉导管。

2) 应用Seldinger法于大动脉插入PiCCO动脉导管。

3) 连接地线和电源线。

4) 连接温度探头与中心静脉导管。

5) 准备好PULSION压力传感器套装,并将其与PiCCO机器连接。

6) 连接动脉压力电线,打开机器电源开关。

7) 输入患者参数。

8) 换能器压力"调零",并将换能器参考点置于腋中线第4肋间心房水平。

9）准备好合适注射溶液，注射速度应快速、均匀，以 5 s 为佳，从中心静脉导管注射，PiCCO 监测仪通过热稀释法测量心输出量（建议测量 3 次），取平均值。

10）切换到脉搏轮廓测量法的显示页，观察和记录监护仪上出现的一系列参数。可连续监测的指标有：心排量（CO）、胸内血容量（ITBV）、血管外肺水（EVLW）、连续心排量（CCO）、心搏容积（SV）、心搏容积变量（SVV）、外周循环阻力（SVR）。

四、并发症及处理

同中心静脉压监测技术和有创动脉压监测技术的操作并发症，与肺动脉导管置入术相比，肺动脉损伤等严重并发症少见。

五、注意事项

（1）动、静脉插管按照相关操作规程进行，要严格无菌操作。

（2）PiCCO 导管有 5 F、4 F、3 F 3 种型号可供选择，可置于股动脉、腋动脉等，一般多选择股动脉，3 F 导管用于儿科患者，置于股动脉，保持管路通畅。

（3）换能器压力“调零”，并将换能器参考点置于腋中线第 4 肋间心房水平，一般每 6～8 h 进行一次“调零”。对休克及血流动力学不稳定的患者可 1～2 h 测定一次，稳定后可逐渐延长测定时间。

（4）每次动脉压修正后，都必须通过热稀释测量法对脉搏指示分析法进行重新校正。

（5）注意选择合适的注射液温度和容积，注射液体容量必须与心输出量仪器预设液体容积一致，注射时间在 5 s 以内。

（6）动脉导管留置一般不超过 10 天，如出现导管相关性感染征象，应及时将导管拔出并且留取血标本进行培养。

（7）长时间动脉留管，注意肢体局部缺血和栓塞，如有肢体缺血迹象应立即拔管。

(8) 接受主动脉内球囊反搏治疗的患者，脉搏指示分析法不能准确监测各项指标。

(9) 术后监测观察穿刺局部有无渗血，要注意髂窝及后腹膜有无血肿形成，动态监测血压及血红蛋白水平。

（金　奇）

第五节　气管插管技术的应用

气管插管术(endotracheal intubation)是将特制的气管导管，经口腔或鼻腔插入到患者的气管内，是建立人工气道、进行人工通气的最常用方法。其目的主要是保持气道通畅，便于吸痰，保证供氧，提供一种给药途径，并能准确控制潮气量，保证胃内容物、血液及口腔黏液不误吸入肺。

一、适应证

(1) 心跳、呼吸骤停行心肺复苏者，应尽早进行气管插管，确保提供足够通气，有效供氧。

(2) 因严重低氧血症和(或)高二氧化碳血症，或其他原因需要较长期机械通气，而又不考虑进行气管切开的患者。

(3) 不能自行清除上呼吸道分泌物、胃内反流物和出血，随时有误吸危险者。

(4) 下呼吸道分泌物过多或出血需要反复吸引者。

(5) 上呼吸道损伤、狭窄、阻塞、气道食管瘘等影响正常通气者。

(6) 因诊断和治疗需要，在短时间内要反复插入支气管镜者，为了减少患者的痛苦和操作方便，也可以事先行气管插管。

(7) 外科手术和麻醉，如需要长时间麻醉的手术、低温麻醉及控制性低血压手术，部分口腔内手术预防血性分泌物阻塞气道、特殊手术体位等。

二、禁忌证

无绝对禁忌证，但是喉水肿、咽喉部脓肿；胸主动脉瘤压迫气管；不稳定的颈椎损伤；严重出血倾向者插管时应特别谨慎。

三、气管插管方法分类

(1) 根据插管途径：经口、经鼻、经气管造口。

(2) 根据插管前的麻醉方法：① 诱导插管：慢诱导插管、快速诱导插管；② 清醒插管。

(3) 根据插管前是否暴露声门：明视插管法、盲探插管法。

四、操作步骤

1. 气管插管操作前的准备

(1) 首先了解患者是否存在插管困难问题，常规检查鼻腔有无阻塞狭窄，口腔有无畸形阻塞，取下义齿。

(2) 做好充分准备，备齐用具，检查导管是否漏气。

(3) 插管前患者准备：清醒患者心理准备，监测患者心电图、血压、脉搏、氧饱和度。紧急情况先插管，再监测。

(4) 操作者防护：口罩、帽子、手套以及防护镜、面罩等。

2. 气管插管的方法的选择 根据插管途径，分为经口腔和经鼻腔插管两种；亦可依据插管时是否利用喉镜暴露声门，分为明视和盲插两类。患者清醒，则称为清醒插管。而临床上经口腔明视气管插管法应用最为广泛。

3. 经口腔明视气管插管操作步骤

(1) 摆放体位：患者取仰卧位，清除松动牙齿及义齿，清除口腔异物或分泌物，用抬颏推额法，以寰枕关节为转折点使头部充分后仰，以便口、咽、喉呈一条直线（颈椎伤患者除外）。

(2) 面罩加压给氧：使用简易呼吸器面罩加压给氧 2～3 min（交予助手操作），使血氧饱和度保持在 95%以上，保证气管插管时体内具有一定氧含量。

(3) 暴露声门：打开喉镜，操作者用右手拇、食指拨开患者口唇及上下齿，左手紧握喉镜柄，将喉镜送入患者口腔的右侧向左推开舌体后居中，以避免舌体阻挡视线。缓慢地沿中线向前推进，暴露患者的口、悬雍垂（第一解剖标志）、再循咽部自然弧度慢推镜片，使其顶端抵达舌根，即可见到咽和会厌（第二解剖标志），行至会厌和舌根之间，左手上提，挑起会厌，暴露声门。

(4) 插入气管导管：操作者用右手以握毛笔状持气管导管从口腔的右侧进入，将导管前端沿着喉镜气管槽插入口腔，对准声门后，轻旋导管进入气管内，直至套囊完全进入声门。请助手帮助将导丝拔除，继续将导管向前送入 3～5 cm，插管时导管尖端距门齿距离通常在 21～23 cm。

(5) 气管插管困难时，可采取以下方法：

1) 引导管芯鱼钩状，当遇到阻力时左右边转动导管。

2) 可请助手从颈部向后轻压喉结（环状软骨），或向某一侧轻推（向下向头侧），以取得最佳视野。

3) 改变头部位置，三轴一线。

4) 长喉镜片，尽量上提，紧贴近会厌下方进管，感觉气流。

(6) 确认导管位置：

1) 直视下导管进入声门，出现呛咳。

2) 给导管气囊充气后压胸部时，导管口有气流。

3) 给导管气囊充气后人工通气时，可见双侧胸廓对称起伏，听诊双肺可听到有清晰的肺泡呼吸音。

4) 吸气时管壁清亮，呼气时“白雾”样变化。

5) 可见呼吸囊随呼吸而张缩。

6) 监测呼气末分压（$ETCO_2$）。

(7) 固定导管：放置牙垫将喉镜取出，用胶布将牙垫和气管导管固定于面颊。

五、注意事项

(1) 插管前先行人工呼吸、吸氧，以免因插管时增加患者缺氧时间。

(2) 插管前检查用物是否齐全。

(3) 选择适当的导管。

(4) 插管时动作迅速、轻柔，以免损伤组织。

(5) 插入深度：导管尖端在气管的中段，距离隆突 4 cm。

(6) 插入后检查两肺呼吸音是否对称。

(7) 吸痰时，每次不应超过 15 s。

(8) 吸入气体应湿化，以防分泌物黏稠。

(9) 插管时间不宜过长，超过 72 h 病情无改善应气管切开。

(10) 气囊内的气体量一般为 3～5 mL。

六、拔管指征

(1) 血流动力学稳定、血压平稳。

(2) 呼吸平稳，呼吸频率在 20 次/min 以内。

(3) 自主咳嗽反射。

(4) 吞咽反射恢复。

(5) 最小的 FIO_2(＜40%)氧合正常。

(6) 自主呼吸，潮气量正常，脱氧 5 min，氧饱和度维持 95% 以上(不低于术前 3%～5%或接近术前水平)；在某些情况下，吸氧 40%～50% 能维持氧饱和度也可考虑拔管，但要加强监护 SpO_2。

(7) 适当的意识水平(如呼之能反应、执行简单指令或完全清醒)。

(杜勇平)

第六节　呼吸机的临床应用

机械通气(mechanical ventilator)是借助人工装置(呼吸机)的机械力量,将空气、氧气或空气-氧气混合气体压入肺内,辅助患者的呼吸动作,使肺间歇性膨胀,达到增强和改善呼吸功能、迅速纠正低氧血症与高碳酸血症的作用。其在治疗多种原因引起的低氧血症或呼吸衰竭时得到广泛应用。不同类型呼吸机的性能有所不同,在临床上应根据病情和使用时间选择呼吸机。新型多功能呼吸机大多都能满足不同情况下的治疗需要。

一、适应证

(1) 严重通气不足的各种急性呼衰,内科治疗无效的慢性呼衰,中枢性呼衰,呼吸肌麻痹等。

(2) 严重换气功能障碍,成人呼吸窘迫综合征,内科治疗无效的急性肺水肿等。

(3) 内科治疗无效的哮喘持续状态,严重的支气管或肺部疾患等。

二、呼吸机治疗的生理指标

(1) 自主呼吸频率大于正常的3倍或小于1/3者。

(2) 自主潮气量小于正常1/3者。

(3) 生理无效腔/潮气量>60%者。

(4) 肺活量<10～15 mL/kg者。

(5) $PaCO_2$ 明显升高且有继续升高趋势,或出现精神症状者。

(6) PaO_2<正常值1/3。

(7) 最大吸气压力<25 cmH_2O 者(闭合气路,努力吸气时的气道负压)。

(8) 成人的呼吸生理指标达到上述标准的任何一项时，即应开始机械通气治疗。

三、禁忌证

凡患者出现呼吸衰竭，都应考虑使用呼吸机治疗，没有绝对禁忌证，但遇见下列情况，须先进行处理，否则可能会给患者带来不良后果。

(1) 大咯血或严重误吸引起的窒息，应尽量清除气道内容物，施行气管插管后再考虑机械通气。

(2) 伴有肺大泡的呼吸衰竭，使用正压机械通气时可能会使大泡破裂引起张力性气胸，因此使用呼吸机治疗时应注意以下几点。

1) 用呼吸机前应了解肺大泡程度、范围，有无自发性气胸病史等。

2) 用正压通气时应适当降低压力。

3) 通气过程中注意胸部起伏、病情变化及随时听诊双侧呼吸音，一旦发生气胸，应尽快进行闭式胸腔引流。

4) 可采用高频通气。

5) 避免使用呼气末正压(PEEP)通气。

(3) 张力性气胸在应用呼吸机前应做闭式胸腔引流。

四、呼吸机的连接

(1) 电源、湿化器电源、氧气源、压缩气源、呼吸管路。

(2) 湿化器加水。

(3) 开启电源湿化器开关。

五、呼吸机呼吸模式选择

在呼吸机的操作中，首先要选择患者呼吸模式，现代机型最常用的有三种模式：

(1) A/C(辅助/控制通气)：患者有自主呼吸时，机械随呼吸启动，一旦自发呼吸在一定时间内不发生时，机械通气自动由辅助转为控制型通气。它属于间歇正压通气。

(2) SIMV(同步间歇指令性通气)：呼吸机于一定的间歇时间接收自主呼吸导致气道内负压信号，同步送出气流，间歇进行辅助通气。

(3) SPONT(自主呼吸)：呼吸机的工作都由患者自主呼吸来控制。

(4) 在以上三种基本模式下，各类呼吸机还都设计了针对各种疾病的呼吸功能，供使用时选择。例如：

1) PEEP(呼吸终末正压)：在机械通气基础上，于呼气末期对气道施加一个阻力，使气道内压力维持在一定水平的方式。

2) CPAP(持续气道内正压通气)：在自主呼吸的前提下，在整个呼吸周期内人为地施以一定程度的气道内正压。可防止气道内萎陷。

3) PSV(压力支持)：在自主呼吸的条件下，每次吸气都接受一定程度的压力支持。

4) MMV(预定的每分通气量)：如果 SPONT 的每分通气量低于限定量，不足的气量由呼吸机供给。SPONT 的每分钟通气量大于限定量，呼吸机则自动停止供气。

5) BIPAP(双水平气道内正压)：患者在不同高低的正压水平自主呼吸。吸气相提供一个较高的吸气压，使患者吸入足够的气体；呼气时又能调节到一个较低的呼气压，使患者顺利把气体呼出。

6) APRV(气道压力释放通气)：在 CPAP 状态下开放低压活瓣暂时放气，降低气道压力而形成的通气。

六、呼吸机参数设置

(1) 呼吸频率：12～24 次/min。

(2) 潮气量：8～12 mL/kg。

(3) 呼吸末正压(PEEP):3～5 cmH_2O。

(4) 吸气时间:0.8～1.2 s。

(5) 氧气浓度:一般要求吸入氧浓度(FiO_2)低于50%～60%。

(6) 触发灵敏度:－0.5～2 cmH_2O。

(7) 吸气∶呼气的比值:I∶E＝1∶1.5～2。

七、使用呼吸机的基本步骤

(1) 确定是否有机械通气的指征。

(2) 判断是否有机械通气的相对禁忌证,进行必要的处理。

(3) 确定控制呼吸或辅助呼吸。

(4) 确定机械通气方式(IPPV、IMV、CPAP、PSV、PEEP等)。

(5) 确定机械通气的分钟通气量(MV)。

(6) 确定补充机械通气MV所需的频率(f)、潮气量(TV)和吸气时间(IT)。

(7) 确定FiO_2:一般从0.3开始,根据PaO_2的变化渐增加。长时间通气时不超过0.5。

(8) 确定PEEP:当FiO_2＞0.6而PaO_2仍小于60 mmHg,应加用PEEP,并将FiO_2降至0.5以下。PEEP的调节原则为从小渐增,达到最好的气体交换和最小的循环影响。

(9) 确定报警限:不同呼吸机的报警参数不同,参照说明书调节。

(10) 调节湿化器:一般湿化器的温度应调至34～36℃。

(11) 调节同步触发灵敏度。根据患者自主吸气力量的大小调整。一般应为－4～－2 cmH_2O或0.1 L/S。

八、呼吸机治疗常见的问题及处理

1. 人机对抗的原因

(1) 机械通气治疗早期:神志清楚,呼吸急促的患者,在应用呼吸机的早期,由于不太明白呼吸机的治疗目的,不能很好合作,易发生人机对抗。此外气管插管过深，进入右侧支气管，也容易出现人机对抗。

（2）治疗过程中的病情变化：治疗过程中如果患者需氧量增加或 CO_2 产生过多，或胸肺顺应性降低、气道阻力增加，致使呼吸功增大，或体位变化等，均可造成人机对抗，具体原因包括：

1）机械通气时患者咳嗽，易发生气流冲突。

2）发热、抽搐、肌肉痉挛耗氧量增加，CO_2 产量增多，原来设定的 MV 和 FiO_2 已不能满足机体需要。

3）疼痛、烦躁、体位改变，腹肌张力及胸肺顺应性改变，吸气压力增高，自主呼吸频率增快。

4）发生气胸、肺不张、肺栓塞、支气管痉挛等。

5）心脏循环功能发生改变。

2. 人机对抗的处理

（1）争取患者积极合作：对于神志清醒的患者，在应用呼吸机之前应详细说明治疗的目的、意义、方法及合作的要求，力争患者积极配合治疗。

（2）逐渐过渡：对于呼吸急促、躁动不安、不能合作的患者，可采取以下两种方法之一，逐渐过渡到机械通气。

利用简易呼吸器接于患者，按其自发呼吸的频率及幅度手工辅助呼吸，并逐渐增大挤压的气量。待缺氧和高 $PaCO_2$ 渐缓解，且 $PaCO_2$ 降到一定的程度，并通过肺的黑-白氏反射，使呼吸中枢受到抑制，自发呼吸减弱至消失。然后接用呼吸机，并调整到适当的参数。

② 将呼吸机接于患者后，先采用慢频率（3～5 次/min），低潮气量（5～6 mL/kg）辅助呼吸，随着患者的适应，逐渐增加频率和潮气量，最后达到预定的参数。一般开始应用呼吸机时先不加用 PEEP，可用 100％氧吸入 5～10 min，以利于自主呼吸。

（3）排除患者以外的原因：应用呼吸机前要检查呼吸机的管道安装是否有误、接口是否紧闭、呼气活瓣是否开放灵活、PEEP

是否放在零位等。在用呼吸机中发生人机对抗，不能够确定是否原因出在患者以外时，应先停用呼吸机，用简易呼吸器暂时替代，查明呼吸机本身的原因。

(4) 针对原因处理：

1) 对于因机体耗氧增加及 CO_2 产生增多引起的人机对抗，可通过适当增加呼吸机通气量和 FiO_2、调节吸气速度、I∶E、PEEP值等来解决。

2) 对于烦躁、疼痛、精神紧张引起的对抗，可给予镇静、止痛剂。如安定 0.2～0.4 mg/kg 静注、吗啡 5～10 mg 静注、哌替啶 25～50 mg 静注。据患者情况选用。

3) 对于痰阻塞、管道不畅者，应给予吸痰等处理。

4) 对于气胸、肺不张引起的人机对抗，应对症处理。

5) 对于气管内刺激呛咳反射严重的患者，除了给予镇静剂外，可向气管内注入 1%的卡因 1～2 mL 或 2%～4%利多卡因1～2 mL，行表面麻醉。

6) 对于自主呼吸频率过快、潮气量过小的患者，应用上述方法未见好转时，可给予呼吸抑制剂，如芬太尼 0.1～0.2 mg，必要时可给予非去极化肌肉松弛剂，打掉自主呼吸。

7) 选用适当的通气方式：SIMV、SIMV+PSV、CPAP 不宜发生人机对抗，而 IPPV 容易发生。

8) 选用同步性能好的呼吸机，流速触发比压力触发灵敏度高，不易发生人机对抗。

九、呼吸机应用引起的并发症

(1) 通气不足。

(2) 通气过度或呼吸性碱中毒。

(3) 气压伤。

(4) 肺不张。

(5) 肺部感染。

(6) 低血压、休克、心输出量减少。

(7) 心律不齐。

(8) 胃肠充气膨胀。

(9) 深部静脉血栓形成。

(10) 上消化道出血。

(11) 水潴留。

十、撤离呼吸机的指征

(1) 患者一般情况好转和稳定，神志清楚，感染控制，循环平稳，能自主摄入一定的热量，营养状态和肌力良好。

(2) 呼吸功能明显改善：

1) 自主呼吸增强，常与呼吸机对抗。

2) 咳嗽有力，能自主排痰。

3) 吸痰等暂时断开呼吸机时患者无明显的呼吸困难，无缺氧和 CO_2 潴留表现，血压、心率稳定。

4) 降低机械通气量，患者能自主代偿。

(3) 血气分析在一段时间内稳定，血红蛋白维持 10 g/dl 以上。

(4) 酸碱失衡得到纠正，水电解质平衡。

(5) 肾功能基本恢复正常。

(6) 向患者讲明撤离呼吸机的目的和要求，患者能够予以配合。

十一、撤离呼吸机的生理指标

(1) 最大吸气压力超过 $-20\ cmH_2O$。

(2) 自主潮气量 >5 mL/kg，深吸气量 >10 mL/kg。

(3) $FiO_2=1.0$ 时，$PaO_2>300$ mmHg。

(4) $FiO_2<0.4$ 时，$PaO_2\geqslant 60$ mmHg，$PaCO_2<50$ mmHg。

(5) 胸肺顺应性 $>25\ mL/cmH_2O$。

十二、呼吸机治疗期间的护理

1. 气管插管和气管切开管的监护　注意气管插管插入的深度，插管的位置应妥善固定，为防止插管压迫咽后壁致局部损伤，头部位置应后仰，每 1～2 h 转动头部。气管切开后用支架固定导管，金属外套管更换 1 次/周，内套管 2 次/天。

2. 气管插管和气管切开管上气囊的管理和监护　低压高容的气囊：多用，气囊压力维持在 25 cmH_2O 或 18.5 mmHg 以下的水平，每隔 4～8 h 监测一次气囊压力。

高压低容的气囊：少用，应每隔 4～8 h 定时释放气囊内的气体，每次放气时间约 5 min。

3. 呼吸道分泌物的清除　掌握吸痰技巧，遵循无菌原则，有效吸痰。

（杜勇平）

第七节　临时心脏起搏技术的应用

1973 年，Schnitzler 首先报道应用漂浮电极导管进行床旁心脏临时起搏，现已成为医院临床急危重症患者抢救必不可少的重要措施。

临时心脏起搏是治疗严重心律失常的一种应急和有效的措施，也是心肺复苏的急救手段，为患有心脏疾患行非心脏手术患者安全、平稳、顺利渡过手术麻醉期提供了一项重要的安全保障措施，在围术期应用逐渐增多。

临时起搏器通常使用双极起搏导管电极，起搏器放置在体外，起搏电极放置时间一般不超过 4 周。

一、适应证

1. 一般治疗性起搏

(1) 急性心肌梗死、急性心肌炎、药物中毒或电解质紊乱、心脏外伤或外科术后引起的房室传导阻滞、严重窦性心动过缓、窦性停搏伴心源性脑缺氧综合征(阿-斯综合征)发作或近乎晕厥者。

(2) 对药物治疗无效或不宜用药物或电复律的快速性心律失常，反复发作的室性心动过速、室上性心动过速、心房颤动、心房扑动等给予起搏或超速起搏治疗。

2. 预防性或保护性起搏

(1) 冠状动脉造影及心脏血管介入性导管治疗保护。

(2) 快速性心律失常，在应用药物或电复律治疗有顾虑者。

(3) 心律不稳定患者在安置永久性心脏起搏或更换起搏器时。

(4) 心动过缓或虽无心动过缓但心电图有双束支阻滞，不完全性三分支阻滞，将要接受全身麻醉及大手术者。

下列情况下特别应该安装临时起搏器以确保围术期安全。

(1) 确诊窦房结功能障碍，无缓脉症状。

(2) 无症状的永久性或间歇性Ⅱ度、Ⅱ度Ⅱ型房室阻滞或完全性右束支传导阻滞合并左前分支传导阻滞。

(3) 无症状的双分支或不完全性三分支阻滞。

(4) 心动过缓伴需药物治疗的快速心律失常。

(5) 迷走神经高敏症状或颈动脉高敏综合征。

(6) 心动过缓伴心功能不全或心绞痛者。

3. 诊断及研究性起搏

(1) 快速性心房起搏诊断缺血性心脏病。

(2) 窦房结功能的测定等。

二、临时心脏起搏的方法

经皮起搏、经静脉心内膜起搏、经食管心脏起搏和经心包起搏，其中经静脉的心内膜起搏是临时心脏起搏最常用方法。

1. *经皮起搏* 1952年由Zoll首次报道，以后得到进一步的改良。其成功率为78％～94％，尽管许多意识清醒患者需要镇静。在患者不能搬动或暂时没有有经验的经静脉起搏的医护人员在场的情况下，这种起搏方法给经静脉起搏提供了一个桥梁作用。放置经皮起搏电极通常置于前胸和后背，但如果不成功，可能需要体外除颤。

2. *经静脉心内膜起搏* 临时经静脉心内膜起搏，起搏电极进入右房后穿过三尖瓣，置于右心室心尖部。用漂浮电极导联临时起搏，置入更容易、定位更理想。

3. *经食道起搏* 经食道起搏或经胃-食道起搏已提倡用于急诊心室起搏，因为它在意识清醒患者有更好的耐受性，成功率约在90％，用一个可弯曲的电极置于胃底部通过膈肌刺激心室起搏。经食道心房起搏，将电极置于食道的中、低部获得心房捕获，但这种方法很少在急诊室使用，因为电极稳定性难以达到，并对房室传导阻滞没有保护作用。

4. *心包起搏* 这种起搏方式用于心脏手术过程中，它需要直接进入心肌的外表面。导线电极置于心包侧的心肌内，为心脏外科手术起保驾作用，这些电极在不需要时能够轻巧拔除。

三、操作步骤

临时心脏起搏95％以上采用经静脉途径。通常采用单腔按需起搏器，即VVI，在体表心电图指引下应用漂浮导管电极，不需X线指导。静脉穿刺一般选用股静脉、锁骨下静脉或右颈内静脉途径进行穿刺，将鞘管插入静脉并将临时起搏电极导线送至右心室。

1. *术前准备*

（1）一般准备：心电图、除颤器、急救药品。

（2）插管器械：无菌敷料包、穿刺针、导引钢丝、扩张管、静脉鞘管、起搏电极。

2. 静脉途径　包括锁骨下静脉，颈内、外静脉，股静脉及肱静脉。以动脉为标志很易定位，股静脉位于股动脉内侧，颈内静脉位于颈动脉的外侧。右侧颈内静脉是最常用的静脉入路，该入路是进右室最直接的路径，并能稳定固定导线的位置。

3. 穿刺方法　16 号或 18 号穿刺针穿刺静脉，进入静脉后回血通畅，将导引钢丝送入血管腔内，撤除穿刺针。经导引钢丝送入扩张管和静脉鞘管，退出扩张管和导引钢丝后，起搏电极导管经鞘管推送，进入 15～20 cm 或右心房后，气囊充气 1.0～1.5 mL，电极导管可顺血流导向通过三尖瓣进入右心室。

4. 电极导管定位与固定　心腔内心电图可指导电极导管的定位。导管到达右房时呈现巨大 P 波，记录到巨大 QRS 波时表示导管穿过三尖瓣进入右心室，导管接触到心内膜时显示 ST 段呈弓背向上抬高 1.5～3.0 mV 是重要的电极定位指标。依起搏图形 QRS 波方向调整电极位置直至出现稳定的起搏图形。右室心尖部是最稳固的部位，通常起搏与感知阈值较为满意。右室流出道起搏作为心尖部起搏的一种替代选择及补充是可行的及安全的，从理论上讲，其血流动力学优于心尖部起搏。一般要求起搏阈值应小于 1 mA(0.5 V)，在深呼吸和咳嗽时导管顶端位置应固定不变。电极导管安置到位后，应将导管和鞘管缝合固定在穿刺部位的皮肤处。酒精消毒后局部覆盖无菌纱布包扎。

5. 起搏电参数调节

(1) 起搏频率：起搏器连续发放脉冲的频率。一般为 40～120 次/min，通常取 60～80 次/min 为基本频率。

(2) 起搏阈值：引起心脏有效收缩的最低电脉冲强度。心室起搏要求电流 3～5 mA，电压 3～6 V。

(3) 感知灵敏度：起搏器感知 P 波或 R 波的能力。心室感知灵敏度值一般为 1～3 mV。

四、并发症及处理

1. 导管移位　为临时起搏最常见并发症，一般发生率2%～8%。心电图表现为不起搏或间歇性起搏，需要重新调整电极。

2. 心肌穿孔　由于导管质地较硬，若患者心脏大，心肌薄，置入过程中可能导致右室游离壁穿孔，该并发症的发生率相对较低，约为0.1%。心肌穿孔的发生与静脉入路无关，而是与导线插入技术相关的并发症。

3. 导管断裂　因导管质地硬，柔韧性差，反复使用，如放置时间长和体位活动，可能发生导管不完全性断裂。

4. 膈肌刺激　因导管电极插入位置过深，电极靠近膈神经所致。患者可觉腹部跳动感或引起顽固性呃逆（打嗝），可将导管退出少许，症状消失即可。

5. 心律失常　心腔内放置任何导管均可能诱发心律失常。最常见的是室性异位心律，应静注利多卡因等抗心律失常药物预防治疗。

6. 穿刺并发症　此类并发症直接与术者的经验有关。常见动脉撕裂、皮下血肿、气胸、血胸、气栓等。

7. 感染　穿刺局部处理不妥或电极导管放置时间过长，可引起局部或全身感染。一般程度轻，应用抗生素或拔除导管后感染即可控制。

五、注意事项

（1）搬动患者要小心，防止电极脱开或刺破右心室。

（2）琥珀胆碱、高钾血症、代谢性酸中毒可提高心肌起搏阈值，从而减弱起搏效果，另一方面，缺氧和低钾血症可降低心肌起搏阈值，从而可诱发心室颤动。

（3）手术中应尽量不用电灼，以免干扰起搏器。

（4）如必须使用电灼，应注意：

1）使用非同步心脏起搏 VOO 或 VVI。

2）接地板尽量远离发生器。

3）缩短每次使用电刀时间。

4）尽可能降低电刀的电流强度。

5）发生器不能位于作用电极和电刀接地板之间。

6）心脏和胸腔手术使用电刀危险性较大，而远离心脏部位使用电刀危险性较小。

7）备好异丙肾上腺素，以防起搏器失效。

综上所述，临时起搏器植入在临床急危重症患者的抢救和围术期患者的心率保证中起着非常重要的作用。尤其是在体表心电图指引下应用漂浮电极导管进行床旁心脏临时起搏，是一项简单而适用的方法，具有省时、迅速、简单易行的特点，为具有心律失常潜在危险的患者施行手术提供了安全、保护性的措施。

（杜勇平）

第八节　主动脉内球囊反搏术的应用

一、概述和发展史

主动脉内球囊反搏（intra aortic balloon counterpulsation，IABP），是目前临床应用较广泛而有效的机械性辅助循环装置，经股动脉将球囊导管插入降主动脉，球囊内充以二氧化碳或氦气，并与体外的气源及反搏控制装置相连。将患者的心电或血压信号馈入反搏控制装置，使球囊泵与患者的心脏搏动同步反向动作。患者心脏收缩时，反搏泵迅速将球囊排空；患者心脏舒张时，反搏泵球囊迅速充盈，从而达到反搏辅助循环的作用。

1968 年，Kantrowitz 首次临床应用主动脉内球囊反搏取得成功。1981 年，Bregmen 经多年精心研究，改进了球囊结构及置入动脉的方法。随着主动脉内球囊反搏的器械和装置不断更新，质量不断改善与提高，应用范围不断扩大，并发症显著下降，现已成为抢救心源性休克、心脏直视手术后不能脱离人工心肺机或术后发生低心排血量综合征等重危患者的有效手段，在心脏外科和心脏内科领域得到广泛应用。

二、作用原理和生理效应

1. *降低左室前后负荷，减轻心脏负担* 球囊在心脏收缩、主动脉瓣开放前的瞬间迅速完成排气，使主动脉内瞬时减压，左心室射血阻力（即左心室后负荷）同时降低，在心肌收缩力不变的情况下，心排血量增加（约 15%）。有资料表明，主动脉内球囊反搏可使左心室收缩压和射血阻力下降 10%～20%，而心排血量可增加 0.5 L/(min · m^2)。左心室舒张末压下降，从而减轻了左心室的前负荷。收缩期心肌张力和收缩力的降低，使心肌的耗氧量下降。

2. *提高舒张压，增加冠状动脉灌注* 供应心肌的冠状动脉血流主要在舒张期进入心肌。因此，提高主动脉舒张压，可明显增加冠状动脉血流灌注。当心室舒张时，主动脉瓣关闭，球囊立即充气扩张。由于球囊的挤压，产生反搏作用，将主动脉血流逆向挤压至主动脉根部，使近端主动脉舒张压升高。而舒张期冠状动脉阻力最小，舒张压升高后血流灌注增加，缺血心肌的供血改善，进而使心肌损伤得到恢复，心脏功能改善。

3. *对全身的影响* 主动脉内球囊反搏可使全身重要器官的血流灌注得到改善，循环稳定，周围血管收缩状态缓解，尿量明显增多。患者脑部血流有所增加，肾血流增加 19.8%，肝血流增加 35.4%，脾血流增加 47.3%。儿茶酚胺及其代谢产物明显降低，微循环得到改善，同时伴有心率下降。后者为主动脉弓感受器受反搏刺激所致。

4. *对右心功能的影响* 随着左心室功能的改善，心排血量的增加，右心室前后负荷亦降低。反搏应用的即刻，右房压下降约11%，肺动脉压平均下降12%，肺血管阻力降低19%。因此，主动脉内球囊反搏不仅改善左心室功能，对右心室功能也有一定帮助。

三、基本装置

1. 球囊导管　由高分子材料聚氨酯类制成，具有较好的抗血栓性能和生物组织相容性，只供一次性使用。

2. 反搏控制装置　主要由压力驱动系统、监测设备、电源和蓄电池、二氧化碳或者氦气储备筒及报警系统等部分组成。

3. 气源　目前，临床上多采用二氧化碳作球囊充气，球囊一旦漏气，可在出现并发症之前很快被吸收。

四、适应证

(1) 患者预防应用：心脏术前心功能差，血流动力学不稳定，估计手术危险性大的复杂病例。如瓣膜手术患者术前心功能NYHA Ⅳ级，冠状动脉搭桥术前射血分数<30%。

(2) 急性心肌梗死并发心源性休克或合并室间隔穿孔、乳头肌或腱索断裂者，术前术后的循环支持。

(3) 在高危冠心病患者经皮冠状动脉介入治疗(PCI)中的应用(包括左主干或类左主干病变和严重得多支冠脉病变等)。

(4) 心脏直视手术后不能脱离体外循环者。

(5) 心脏手术后用药物难以纠正的低心排血量综合征。

(6) 终末期心脏病患者行心脏移植或置入人工心脏前后的循环支持。

(7) 高危心脏病患者施行重大非心脏手术。

五、禁忌证

(1) 严重主动脉瓣关闭不全。

(2) 主动脉夹层动脉瘤、主动脉瘤、窦瘤破裂及主动脉大动脉有病理改变或大动脉有损伤者。

(3) 有严重的出血倾向或出血性疾病(特别是脑出血患者)。

(4) 不可逆的脑损害。

(5) 心脏停搏、室颤。

(6) 终末期心脏病患者,又不宜施行心脏移植术。

(7) 心内畸形纠正不满意者。

(8) 周围血管疾患放置气囊管有困难者。

(9) 恶性肿瘤有远处转移者。

六、操作步骤

1. *手术准备* 主动脉反搏气囊一套、纱布和铺巾、消毒液、肝素盐水(盐水 100 mL∶肝素 5 000 U 配成)、压力套装、1%利多卡因 20 mL、尖刀片、3 号缝针、中号贴膜 3～4 块、固定用木板 1 块及绷带 2 卷。

2. *操作人员的要求*

(1) 经皮穿刺术最好由有经验的心血管介入医生操作,并有另一名心内科医生观察患者反应,对危重患者指挥抢救用药、电除颤等。

(2) 一名有经验的护士配合手术操作医生作好医护配合,血流动力学的连接、监测和用药。

(3) 值班医生和护士要熟练掌握主动脉反搏仪的使用和可能出现的问题。

(4) 操作者一定要严格无菌观念,进行插管以前,操作的医生和助手应戴好帽子口罩和消毒手套,穿无菌手术衣。

3. *IABP 球囊导管置入的步骤*

(1) 经皮股动脉穿刺插管:穿刺股动脉,放置 0.035 英寸(0.89 mm)的 J 型指引导丝,从股动脉拔出穿刺针保留指引导丝。从指引导丝内将扩张管/鞘管组件插入股动脉然后拔出扩张管,将鞘管保留在股动脉。将球囊从包装盒内取出，用盐水冲洗内腔后放在患者的铺巾上，根据年龄、体重、身高选择球囊容量，测量球囊心尖端平对胸骨上窝下端至鞘管的距离，并做好标志。从主动脉内球囊导管中央管腔穿入指引导丝。直到导丝露出球囊导管尾端20 cm。加以控制后，再顺钟向旋转下将球囊管送入鞘管。缓慢将导管送至表面所测的标志处，球囊导管的正确位置是在左锁骨下动脉开口以远和肾动脉开口以上之间(胸部X线检查可确定其位置)，然后再从球囊导管的中央管腔中拔出指引导丝。经中央腔抽回血后再用肝素盐水冲洗，与外接压力相连。将球囊导管连接气泵装置上开始反搏。反复检查反搏时患者的反应及各参数的正常值，固定Y接头上鞘管与反搏导管的密封圈，用缝线和贴膜固定反搏导管在皮肤上以防止导管意外拔出。固定膝关节不要弯曲。必要时可留置导尿管。开始静滴肝素(800～1 200 u/h 监测APTT，保持在正常值2倍以上，或用低分子肝素0.8 mL皮下注射Q12 h代替普通肝素则不用监测APTT)

(2) 股动脉切开法：该法使用较少，具体方法略。

(3) 主动脉插管法：此法适用于股动脉太细或有病变，导管不能进入者。心脏直视手术后不能脱离体外循环者。

4. 主动脉反搏泵的操作与调试　认真详细阅读不同厂家仪器的说明书。按程序操作球囊泵。特别是了解球囊泵的基本构件。包括：电源、气压装置、调整调控装置、心电和动脉压信号处理装置。

为获得精确的动脉压力波形，精确显示重搏波切迹波的形态来调整放气旋钮。应避免使用很长的连接管或多个三通导管或扭结，保持连续肝素静滴，每小时用2～3 mL肝素化液体冲洗主动脉导管。

如选用心电图触发法，获得可靠没有伪差且具有高尖反向R波的心电图是很重要的。充分准备和处理皮肤后再贴电极。不要将电极放于骨突起处、关节或皮肤皱褶处。反搏频率开关可以先选择1∶2,以便观察反搏时增大的动脉波形或未反搏未增大的动脉压力波形比较。调整充气旋钮,使充气旋钮在动脉压力波形的重搏波切迹处。

(1) 对于窦性心率、大于80次/min、小于110次/min,球囊反搏最有效。心率大于120次/min时影响舒张时间而影响舒张期压力的增大,而且心动过速还可造成气泵的机械问题,跟踪较快心率导致二氧化碳气体流量和容量减少。因此心率较快的患者建议用氦代替二氧化碳作驱动气体。心率大于120次/min球囊泵频率可降至1∶2,并采取适当治疗以减慢心率。

(2) 对于心房颤动患者,不规则的RR间隔造成严重的定时问题,特别是当R波提早出现时。通过调节放大顺序至最短RR间距即能获得最强的治疗效果;还应谨慎调节放气旋钮,使在R波顶峰时球囊放气,这样可避免收缩期充气。可使用地高辛减慢心率,如果没有严重的左室功能障碍也可使用维拉帕米。还可使用抗心律失常治疗或电复律恢复窦性心率以改善反搏效果。

(3) 对于室性心动过速患者,如计时频率减小到1∶3,室性心动过速常能触发球囊泵,还可使球囊充气时间缩短,于是,球囊充放气时间都有所减少。还可采用抗心律失常治疗或电复律纠正室性心动过速。

(4) 对于心室颤动,立即电除颤,放电时停止几秒钟。由于反搏系统未能完全与患者绝缘,故在除颤时有造成IABP系统损害的危险。

(5) 对于心脏停搏患者,用起搏器起搏或心脏规律按压力触发球囊泵。

七、并发症及处理

1. 下肢缺血

(1) 原因:① 血栓脱落;② 气囊管太粗,气囊管周围血栓形成。

(2) 预防：① 选择气囊管要合适；② 积极抗凝治疗。

2. 动脉损伤、撕裂、穿孔　操作准确、轻柔可有效减少该并发症。

3. 插管困难　发生率10%～25%，股、髂动脉粥样硬化，改用小型号气囊管。

4. 动脉栓塞　发生率2%。

5. 血小板减少　必要时输血小板。

6. 其他　① 气囊破裂；② 感染；③ 出血；④ 导管插入动脉夹层。

八、使用IABP期间的护理

1. 抗凝　常规使用肝素使ACT维持在适当的水平或使用低分子肝素。

2. 中央腔的维护　每小时肝素盐水冲刷一次，确保中央腔的通畅。

九、IABP有效的指征

(1) 主动脉的舒张压增高，心肌灌注改善，冠脉血流增加，心肌缺血症状减轻。

(2) 后负荷减轻，心肌收缩力增强，心肌耗氧量和需氧量减低，心排血量增加，心脏指数增加。正性肌力药物用量逐渐减少，尿量增加，全身情况改善。

(3) 前负荷减轻，肺水肿减轻，心率减低，乳酸性酸中毒减轻。

十、撤离反搏的指征

(1) 血流动力学状态稳定

1) 心脏指数＞2.5 L/(min · m^2)。

2) 动脉收缩压＞13.3 kPa(100 mmHg)。

3）MAP>10.7 kPa(80 mmHg)。

(2) 神志清楚,末梢循环良好,尿量>1 mL/(kg·h)。

(3) 心电图无心律失常及心肌缺血表现。

(4) 多巴胺用量<5 μg/(kg·min)。

十一、IABP注意事项

(1) 长时间不使用时请注意充电,1次/2周,12 h/次。

(2) 使用前注意检查氦气剩余量,不用时关闭阀门。

(3) 置管优先选择导管室操作,紧急状况下也可床旁操作,操作前请先测量。

(4) 穿刺请使用配套的专用鞘,按照标准流程操作:

1）穿刺针角度不要超过45°。

2）置入导丝时避免频繁回抽。

3）导管不要打折。

4）导管置入前请先抽真空,并将止血鞘撕去。

5）导管置入过程中,全程导丝牵引。

6）导管到位后,中央腔接三通压力延长管,回抽后注入肝素盐水。

(5) 电极片要贴牢固,保证有一个良好的心电波形。

(6) 避免和其他仪器共用一个接线板。

(7) 加压输液袋保持300 mmHg,冲洗中央腔1次/h,保持通畅。

(8) 压力参数有疑问时,可手动校零。

(9) 监测患者凝血状况。

(10) 定时检查下肢和左上肢血供状况。

(11) 透明氦气管内如果发现有血,立即更换整个导管。

(12) 有报警时,先要看是什么报警,处理后按“RESET→ON”。

(13) 停泵时间不要超过半小时,否则容易形成血栓。

(14) 拔管时机器要在“OFF”状态。

（杜勇平）

第九节　电复律及电除颤

一、适应证

1. 电复律

(1) 新近发生的房扑或房颤，在去除诱因或使用抗心律失常药物后不能恢复窦律者。

(2) 室上性心动过速，非洋地黄中毒引起，并对迷走神经刺激或抗心律失常治疗无反应者或伴有血流动力学紊乱者。

(3) 室性心动过速，对抗心律失常治疗无反应或伴有血流动力学紊乱者。

2. 电除颤

(1) 快速室性心动过速伴血流动力学紊乱，QRS 波增宽不能与 T 波区别者。

(2) 心室扑动。

(3) 心室颤动。

二、禁忌证

(1) 洋地黄过量所致的心律失常。

(2) 严重低钾血症。

(3) 房颤、房扑伴高度或完全性房室传导阻滞。

(4) 病态窦房结综合征。

(5) 近期有栓塞史。

三、操作步骤

1. *原理* 心脏电复律指在严重快速型心律失常时，用外加的高能量脉冲电流通过心脏，使全部或大部分心肌细胞在瞬间同时除极，造成心脏短暂的电活动停止，然后由最高自律性的起搏点(通常为窦房结)重新主导心脏节律的治疗过程。在心室颤动时的电复律治疗也常被称为电击除颤。

2. *操作方法及程序*

(1) 术前准备：

1) 详细了解患者情况，非紧急复律建议禁食禁水。

2) 向患者说明治疗的必要性和可能出现的并发症，取得患者的合作。

3) 签署知情同意书。

(2) 电复律操作程序：

1) 同步电复律：

① 患者仰卧，建立静脉通道，备有抢救设备。

② 接上监护仪，打开同步开关，选择 R 波较大的导联。

③ 吸氧。

④ 涂上导电胶。

⑤ 缓慢注射地西泮 10～20 mg 作同步麻醉。

⑥ 放置电极，将两块标有"STERUM"(胸骨)和"APEX"(心尖)字样的电极板分别置于右侧锁骨下和左乳外侧(电极板中心位于左腋中线第五肋间)。

⑦ 通知任何人不得接触患者及病床。

⑧ 调节能量、充电、放电，完成电复律。

⑨ 转复成人房颤推荐初始的双相波能量为 120～200 J。转复房扑或其他室上性心律失常通常需要的能量较小，起始能量 50～100 J 即可。使用单相波转复成人房颤应从 200 J 开始。单形性室速初始能量可从 100 J 的单相或双相波开始(同步)。如果初

次复律失败，应逐渐增加复律能量。

⑩ 观察监护波形，可行第二、第三次复律，一般不超过3次，能量不超过300 J。

⑪ 术后观察生命体征。

2）电除颤：

① 室颤、室扑不需要麻醉、不需要检查同步功能。

② 患者仰卧、涂导电胶、放置电极、调节能量、充电、放电完毕。单相波能量选择300～360 J，双相波能量选择150～200 J，或者直接选择除颤仪最高能量进行除颤。

③ 电除颤不成功或难以维持，可重复除颤。也可静脉给予肾上腺素1 mg和/或胺碘酮150 mg后，再行电除颤，以提高除颤效果。

四、并发症及注意事项

1. 呼吸抑制　给予人工呼吸即可恢复。

2. 心律失常　一过性早搏和逸搏，不需要处理。室早呈二、三联律或短阵室速，可静注利多卡因。室颤应立即除颤。对于严重缓慢性心律失常，可静脉应用阿托品或异丙肾上腺素提高心率，严重者可植入临时起搏器。

3. 肺或全身栓塞　多以往有栓塞史，多在转复后24～48 h发生。手术前后应给予抗凝治疗。对房颤病程不清楚或超过48 h者，转复前充分口服华法林3周，复律后继续4周。病程短于48 h无血栓迹象者或经食道超声除外左房血栓者可直接复律，复律前给一次静脉肝素。

4. 其他

(1) 急性肺水肿，低血压，心电图S－T改变、T波改变以及心肌酶谱一过性升高，应该相应的处理。

(2) 有埋藏式起搏器时，电极板应避开起搏器及导线。

(3) 放电时，电极板应尽量紧贴皮肤，放电后，继续放置电极板一会儿，以利于能量完全释放。

（施鸿毓）

第十节　深静脉穿刺技术的应用

一、适应证

(1) 充盈压(中心静脉压)测定。
(2) 全胃肠外营养治疗。
(3) 创伤、休克或重大手术患者需体液复苏或液体治疗者。
(4) 需长时间输液而外周静脉穿刺困难者。
(5) 接受某些特殊药物治疗(化疗、高渗等刺激性药物)者。

二、禁忌证

(1) 广泛静脉系统血栓形成。
(2) 穿刺部位感染。
(3) 凝血机制障碍患者。

三、操作步骤

1. 术前准备

(1) 用物准备：

1) 深静脉穿刺辅助包：无菌手套、消毒用品、洞巾、注射器、生理盐水、2%利卡多因、砂轮、纱布、小尖刀片、皮针、1号丝线。

2) 中心静脉置管包：中心静脉导管(单腔、双腔或三腔)、“J”型引导钢丝、扩张器、穿刺针(或套管针)、导管固定夹。

(2) 患者准备：

1) 向患者说明检查的必要性和可能出现的并发症，取得患者的合作。

2）签署知情同意书。

2. *穿刺部位*　通常选择颈内静脉、锁骨下静脉和股静脉途径。主要取决于穿刺目的、穿刺部位情况及术者喜好。

3. *深静脉穿刺的操作程序*

(1) 颈内静脉路径：

1）体位：平卧，肩后垫薄枕；头低15°～30°，略偏向对侧。

2）穿刺点：根据颈内静脉与胸锁乳突肌的关系，可取胸锁乳突肌前、中、后三个穿刺点，临床常用右侧中、后两个径路。令患者稍抬头，显露胸锁乳突肌，其胸骨头、锁骨头和锁骨上缘组成一三角，该三角的顶端即锁骨上缘3 cm处，为中路穿刺点。

3）皮肤常规消毒、铺巾。用5 G针头连接5 mL装有利卡多因的注射器行局部浸润，并以此针行试探性穿刺，针干与皮肤呈30°，针尖指向同侧乳头。若试探未成功，改变针方向(指向尾端)使与中线平行。边进针边回抽，如见有静脉血回流，表明已进入颈内静脉。

4）深静脉穿刺针连接10 mL注射器，沿试探方向穿刺，边进针边回吸。遇静脉血回血通畅，左手固定穿刺针(或套管针)，右手去掉注射器，经穿刺针置入"J"引导钢丝，退出穿刺针(或套管针)。扩张器穿过钢丝，扩张皮肤及皮下组织后退出。在引导钢丝引导下放置深静脉导管，成人深度一般为10～13 cm。

5）连接输液或测压管道，安放固定夹，用缝线将后者固定于皮肤上。

6）覆盖消毒纱布，胶布固定。

7）也可选用后路穿刺。以胸锁乳突肌外缘中、下1/3交点或锁骨上2～3横指处为穿刺点，针干保持水平位，于胸锁乳突肌深部向胸骨柄上窝方向推进，余步骤同中路。

(2) 锁骨下静脉路径：

1）体位：平卧，上肢垂直于外侧略外展。

2）锁骨中、内1/3交界处，锁骨下方1 cm为穿刺点。

3）常规消毒、铺巾，并作局部浸润麻醉。

4）深静脉穿刺针连接 10 mL 注射器，于穿刺点进针，针尖指向锁骨的胸骨端后上缘，与皮肤呈 10°～20°。针尖抵锁骨后，退针，并抬高针尾，贴锁骨后缘进针少许，然后压低针干，使与胸壁呈水平位，边进针边回吸，通畅抽出静脉血表示已达锁骨下静脉。若未刺得静脉，可退针至皮下，使针尖指向甲状软骨方向进针，常获成功。其余步骤同前。

（3）股静脉路径：

1）体位：仰卧，下肢伸直并略外展、外旋。

2）局部常规消毒、铺巾。

3）操作者站立于穿刺侧，戴无菌手套，以左食指在腹股沟韧带中点下方摸清股动脉搏动最明显处，手指固定。

4）右手持注射器，在腹股沟韧带中点下方 2～3 cm，股动脉内侧行局部浸润麻醉，并以此针作试探性穿刺。穿刺针与皮肤呈 30°～40°。边进针边回吸，一般进针 2～5 cm 即可探及股静脉。以后步骤同颈内静脉穿刺。

四、并发症及处理

1. 误穿动脉　应拔除穿刺针，局部按压数分钟即可，一般无需特殊处理。

2. 静脉炎　是最常见的并发症。可行暖湿敷或 33%硫酸镁湿敷，若处理后 24～48 h 不缓解或加重，应立即拔管。

3. 静脉血栓形成　应拔除导管，在另一位置重新置管。同时抗凝治疗。

4. 感染　导管相关感染的类型有三种：局部感染、隧道感染和导管相关的血流感染。感染的治疗主要是采取局部措施、理疗、热敷、加强局部护理、换药等，必要时口服抗生素，根据情况看是否需要拔管。

5. 血胸、气胸　多见于锁骨下静脉穿刺及颈部下段穿刺，一般不自行吸收,严重者可能需要急性胸腔穿刺。

6. 气体栓塞　极少见并发症,一旦发生,则为灾难性。

五、注意事项

(1) 严格无菌操作,防止感染。

(2) 准确选择穿刺点,掌握好穿刺针的方向,避免发生并发症,如气胸、血胸、血肿、气栓、神经损伤、感染等。

(3) 如抽出为鲜红色血液,提示穿入动脉,应立即拔出针头,用无菌纱布紧压穿刺处 5～10 min,直至出血停止。

(4) 拔除导管后,立即用无菌纱布压迫数分钟,以免引起局部出血或血肿。

(5) 更换接头、注射器和插管时,应避免患者急剧吸气,以免吸入空气,发生气栓。

(施鸿毓)

第十一节　心包穿刺术

一、适应证

(1) 大量心包积液出现心脏压塞症状者,穿刺抽液以解除压迫症状。

(2) 抽取心包积液协助诊断,确定病因。

(3) 心包腔内给药治疗。

二、禁忌证

(1) 出血性疾病、严重血小板减少症及正在接受抗凝治疗者为相对禁忌证。

(2) 拟穿刺部位有感染者或合并菌血症或败血症者。

(3) 不能很好配合手术操作的患者。

三、操作步骤

1. 术前准备

(1) 药品：2%利多卡因及各种抢救药品。

(2) 器械：5 mL 注射器、50 mL 注射器、22 G 套管针、穿刺包。如行持续心包液引流则需要准备：穿刺针、导丝、尖刀、扩皮器、外鞘管、猪尾型心包引流管、三通、肝素帽 2 个、纱布等。

(3) 心脏监护仪、除颤器。

(4) 术前行超声心动图检查协助确定部位、进针方向与深度。同时测量从穿刺部位至心包的距离，以决定进针的深度。

(5) 开放静脉通路。

(6) 向患者及家属说明手术目的及方法，解除紧张情绪。

(7) 签署手术知情同意书。

2. 操作程序

(1) 患者一般取坐位或半卧位，暴露前胸、上腹部。仔细叩出心浊音界，选好穿刺点。选择积液量多的位置，但应尽可能地使穿刺部位离心包最近，同时尽量远离、避免损伤周围脏器。有条件的可由超声心动图来确定穿刺方向。常用的部位有胸骨左缘、胸骨右缘、心尖部及剑突下。以剑突下和心尖部最常用。

(2) 消毒局部皮肤，覆盖消毒洞巾，在穿刺点自皮肤至心包壁层做局部麻醉。

(3) 将连于穿刺针的橡胶皮管夹闭，穿刺针在选定且局麻后的部位进针，具体方法为：① 剑突下穿刺：在剑突与左肋弓夹角处进针，穿刺针与腹壁成 30°～45°，向上、向后并稍向左侧进入心包腔后下部。② 心尖部穿刺：在左侧第 5 肋间或第 6 肋间浊音界内 2 cm 左右的部位进针，沿肋骨上缘向背部并稍向正中线进入心包腔。

(4) 缓慢进针，待针锋抵抗感突然消失时，提示穿刺针已进入心包腔，感到心脏搏动撞击针尖时，应稍退针少许，以免划伤心脏，同时固定针体;若达到测量的深度,仍无液体流出可退针至皮下,略改变穿刺方向后再试。

(5) 进入心包腔后,助手将注射器接于橡皮管上,放开钳夹处,缓慢抽液,当针管吸满后,取下针管前,应先用止血钳夹闭橡皮管,以防空气进入。记录抽液量,留标本送检。如果使用的是套管针,在确认有心包积液流出后,一边退出针芯,一边送进套管。固定套管,接注射器,缓慢抽取积液。记录抽液量,留标本送检。

(6) 如需持续引流,可沿穿刺针送入导丝,退针,尖刀切皮;可用扩皮器扩张穿刺部位皮肤及皮下组织,沿导丝送入心包引流管,退出导丝,观察引流效果,必要时可适当调整导管的位置,保证引流通畅。固定引流管。

(7) 引流结束,拔除引流管,覆盖消毒纱布,压迫数分钟,并以胶布固定。

四、并发症及处理

1. 肺损伤、肝损伤　最好有超声心动图定位,选择合适的进针部位及方向,避免损伤周围脏器。

2. 心肌损伤及冠状动脉损伤引起出血　选择积液量多的部位,并尽可能地使穿刺部位离心包最近,术前用超声心动图定位,测量从穿刺部位至心包的距离,以决定进针的深度,同时缓慢进针。

3. 心律失常　穿刺针损伤心肌时,可以出现心律失常。术中应缓慢进针,注意进针的深度。一旦出现心律失常,立即后退穿刺针少许,观察心律变化。

4. 感染　严格遵守无菌操作,穿刺部位充分消毒,避免感染。持续心包引流的患者可酌情使用抗生素。

五、注意事项

(1) 严格掌握适应证。因该操作有一定危险性,应由有经验医师操作或指导,并应在心电图监护下进行穿刺,较为安全。

(2) 术前须进行心脏超声检查,确定液平段大小与穿刺部位,选液平段最大、距体表最近点作为穿刺部位,或在超声显像指导下进行穿刺抽液更为准确、安全。

(3) 术前应向患者作好解释,消除顾虑,并嘱其在穿刺过程中切勿咳嗽或深呼吸。术前半小时可服安定 10 mg 与可待因 0.03 g。

(4) 麻醉要完善,以免因疼痛引起神经源性休克。

(5) 抽液量第一次不宜超过 100～200 mL,以后再抽渐增到 300～500 mL。抽液速度要慢,过快、过多抽液,可使回心血量迅速增加导致肺水肿。

(6) 如抽出鲜血,立即停止抽吸,并严密观察有无心包填塞出现。

(7) 取下空针前夹闭橡皮管,以防空气进入。

(8) 术中、术后均需密切观察呼吸、血压、脉搏等的变化。

(施鸿毓)

第十二节　胸腔穿刺术

一、适应证

(1) 原因未明的胸腔积液的诊断性穿刺。

(2) 胸腔大量积液、气胸产生压迫症状,可抽液或抽气以减压。

(3) 急性脓胸或恶性肿瘤侵及胸膜引起积液,可抽液或注入药物。

二、禁忌证

(1) 出血性疾病、严重血小板减少症及正在接受抗凝治疗者为相对禁忌证。

(2) 不能很好配合手术操作的患者。

三、操作步骤

1. 术前准备

(1) 药品：2%利多卡因及各种抢救药品。

(2) 器械：5 mL 注射器、50 mL 注射器、穿刺包。如行持续引流则需要准备：导丝、尖刀、扩皮器、外鞘管、无菌胸腔引流管及引流瓶、纱布等。

(3) 术前行 B 超检查协助确定部位、进针方向与深度。

(4) 开放静脉通路。

(5) 向患者及家属说明手术目的及方法，解除紧张情绪。

(6) 签署手术知情同意书。

2. 操作程序

(1) 患者取坐位面向椅背，两前臂置椅背上，前额伏于前臂上，自然呼吸。不能起床者可取半坐位，患侧前臂上举抱于枕部。

(2) 穿刺点可行超声波定位，或选在胸部叩诊实音最明显部位进行，胸液较多时一般常取肩胛线或腋后线第 7～8 肋间，有时也选腋中线第 6～7 肋间或腋前线第 5 肋间隙为穿刺点。包裹性积液可结合 X 线胸透或 B 超检查确定穿刺方向与深度，以确保穿刺成功。气胸患者选择锁骨中线第 2 肋间或腋中线第 4～5 肋间。

(3) 常规消毒皮肤，覆盖消毒洞巾。

(4) 选下一肋骨的上缘为穿刺点，用 2%利多卡因局部麻醉，先注射皮下至出现皮肤橘皮样皮丘改变，然后自皮至胸膜层进行逐次麻醉。

(5) 将穿刺针在局麻部位缓缓刺入，当针锋抵抗感突然消失时，表明已穿入胸膜腔。接上注射器，打开橡皮管，缓慢抽液。助手用止血钳协助固定穿刺针，以防刺入过深损伤肺组织。术者取下注射器，留取适量的胸水放置到检查容器中，多余的胸水推入盛胸水的容器(注意注射器头不能碰在容器上),注意不要出现胸水污染。

(6) 如需持续引流,可沿穿刺针送入导丝,退针,尖刀切皮;可用扩皮器扩张穿刺部位皮肤及皮下组织,沿导丝送入引流管,退出导丝,接引流瓶,观察引流效果,必要时可适当调整导管的位置,保证引流通畅,固定引流管。

(7) 引流结束拔出引流管,覆盖无菌纱布,稍用力压迫片刻,用胶布固定后嘱患者静卧。

四、并发症及处理

1. 气胸　胸腔穿刺抽液时气胸发生率 3%～20%。产生原因一种为气体从外界进入,如接头漏气、更换穿刺针或三通活栓使用不当。这种情况一般不需处理,预后良好。另一种为穿刺过程中误伤脏层胸膜和肺脏所致。无症状者应严密观察,摄片随访。如有症状,则需行胸腔闭式引流术。

2. 出血、血胸　穿刺针刺伤可引起肺内、胸腔内或胸壁出血。少量出血多见于胸壁皮下出血,一般无需处理。如损伤肋间动脉可引起较大量出血,形成胸膜腔积血,需立即止血,抽出胸腔内积血。肺损伤可引起咯血,小量咯血可自止,较严重者按咯血常规处理。

3. 膈肌损伤、肝脏等腹腔脏器损伤　穿刺部位过低可引起膈肌损伤,肝脏等腹腔脏器损伤。

4. 胸膜反应　部分患者穿刺过程中出现头昏、面色苍白、出汗、心悸、胸部压迫感或剧痛、昏厥等症状,称为胸膜反应。多见于精神紧张患者,为血管迷走神经反射增强所致。此时应停止穿刺,嘱患者平卧、吸氧,必要时皮下注射肾上腺素 0.5 mg。

5. 胸腔内感染　是一种严重的并发症,主要见于反复多次胸腔穿刺者。为操作者无菌观念不强,操作过程中引起胸膜腔感染所致。一旦发生应全身使用抗菌药物,并进行胸腔局部处理,形成脓胸者应行胸腔闭式引流术，必要时外科处理。

6. 复张性肺水肿　多见于较长时间胸腔积液者经大量抽液或气胸患者。由于抽气过快，肺组织快速复张引起单侧肺水肿，患者出现不同程度的低氧血症和低血压。大多发生于肺复张后即刻或1 h内，一般不超过24 h。患者表现为剧烈咳嗽、呼吸困难、胸痛、烦躁、心悸等，继而出现咳大量白色或粉红色泡沫痰，有时伴发热、恶心及呕吐，甚至出现休克及昏迷。处理措施包括纠正低氧血症，稳定血流动力学，必要时给予机械通气。

五、注意事项

(1) 术中密切观察，如有头晕、出汗、心悸、剧痛、晕厥等胸膜反应或连续咳嗽、咳泡沫痰时，立即停止抽液，必要时可皮下注射0.1%肾上腺素0.3～0.5 mL。

(2) 一次抽液不可过快，诊断性抽液50～100 mL即可；治疗性抽液，首次不超过600 mL，以后每次不超过1 000 mL。但若为脓胸，每次应尽量抽净。

(3) 标本需要做化验时，应于抽液后立即送检。欲找肿瘤细胞之标本送检不能少于100 mL。

(4) 操作中必须严格无菌，防止空气入胸腔，始终保持胸腔负压。

(5) 要避免在第9肋间以下穿刺，以免损伤腹腔脏器。

（施鸿毓）

第 三 章

常见心血管急重症的临床表现、诊治与抢救规范

第一节　急性冠脉综合征的处理

急性冠状动脉综合征(acute coronary syndromes，ACS)是以冠状动脉粥样硬化斑块破裂或侵蚀，继发血栓形成，完全或不完全阻塞血管为病理基础的一组临床综合征，包括急性ST段抬高型心肌梗死(STEMI)、急性非ST段抬高型心肌梗死(NSTEMI)和不稳定型心绞痛(UA)。根据患者发病时的心电图ST段是否抬高，可将ACS分为STEMI和NSTE-ACS。其中，根据心肌损伤血清生物标志物[肌酸激酶同工酶(CK)-MB或心脏肌钙蛋白(Cardiac troponin，cTn)]测定结果，NSTE-ACS又分为非ST段抬高型心肌梗死(NSTEMI)和不稳定型心绞痛(UA)。

【急性ST段抬高型心肌梗死(AMI)】

一、临床表现

1. *缺血性胸痛*　典型表现为发作性胸骨后闷痛，紧缩压榨感或压迫感、烧灼感，可向左上臂、下颌、颈、背、肩部或左前臂尺侧放射，呈间断性或持续性，伴有出汗、恶心、呼吸困难、窒息感、甚至晕厥，持续＞10～20 min，含硝酸甘油不能完全缓解。

2. *心律失常*　见于75％～95％的AMI患者，以24 h内最多见。以室性心律失常最多，室颤是AMI早期，特别是入院前主要的死因。房室传导阻滞和束支传导阻滞多发生在心力衰竭患者中。

3. *低血压和休克*　休克多在起病后数小时至数日内发生，见于约20％的AMI患者，主要是心源性，为心肌广泛(40％以上)坏死，心排血量急剧下降所致。

4. *心力衰竭*　主要是急性左心衰竭，出现呼吸困难、咳嗽、发绀、烦躁等症状，严重者可发生肺水肿，随后可有颈静脉怒张、肝大、水肿等右心衰竭表现。

5. 乳头肌功能失调或断裂　AMI造成不同程度的二尖瓣脱垂并关闭不全，引起心力衰竭，重症者可在数日内死亡。

6. 心脏破裂　少见，常在起病1周内出现，多为心室游离壁破裂，造成猝死；偶为心室间隔破裂造成穿孔，可引起心力衰竭和休克而在数日内死亡。心脏破裂也可为亚急性，患者能存活数月。

7. 栓塞　发生率1%～6%，见于起病后1～2周，可为左心室附壁血栓脱落所致，引起脑、肾、脾或四肢等动脉栓塞。也可因下肢静脉血栓形成部分脱落所致，则产生肺动脉栓塞。

8. 心室壁瘤　主要见于左心室，瘤内可发生附壁血栓而导致栓塞。

二、诊断

1. 心电图是STEMI的特异性诊断标准

(1) 在面向坏死区周围心肌损伤区出现2个或以上相邻导联ST段呈弓背向上型抬高；在面向透壁心肌坏死区的导联上出现病理性Q波；在面向损伤区周围心肌缺血区的导联上出现T波倒置。在背向梗死区的导联则出现相反的改变，即R波增高、ST段压低和T波直立并增高。

(2) 新出现的完全性左束支传导阻滞。

对疑似STEMI胸痛患者，应在到达急诊室后10 min内完成心电图检查（下壁心肌梗死时需加做V_3R～V_5R和V_7～V_9）。如早期心电图不能确诊时，需5～10 min重复测定。T波高尖可出现在STEMI超急性期。与既往心电图进行比较，有助于诊断。

2. 心肌损伤标志物　AMI时会出现心肌损伤标志物的升高，且其增高水平与心肌梗死范围及预后明显相关。

(1) 肌钙蛋白Ⅰ(cTnI)或T(cTnT)：起病3～4 h后升高，cTnI于11～24 h达高峰，7～10天降至正常，cTnT于24～48 h达高峰，10～14天降至正常。肌钙蛋白增高是诊断心肌梗死的敏感指标。

(2) 肌酸激酶同工酶 CK-MB：起病后 4 h 内增高，16～24 h 达高峰，3～4 天恢复正常。

3. *超声心动图* AMI 及严重心肌缺血时可见室壁节段性运动异常，同时有助于了解左心室功能，诊断室壁瘤和乳头肌功能失调等。

4. *鉴别诊断* STEMI 应与主动脉夹层、心包炎、急性肺动脉栓塞、气胸和消化道疾病等引起的胸痛相鉴别。

三、治疗

STEMI 发病 12 h 内、持续 ST 段抬高或新发生左束支传导阻滞者，早期药物或机械性再灌注治疗获益明确。应该强调“时间就是心肌，时间就是生命”，尽量缩短发病至入院和再灌注治疗的时间。必须指出，不应该因等待血清心脏生化标志物测定和影像学检查结果，而延迟经皮冠状动脉介入治疗(percutaneous coronary intervention, PCI)和溶栓治疗时间窗。

1. *一般治疗* 所有 STEMI 患者到院后应立即给予吸氧、心电图、血压和血氧饱和度监测；伴有严重低氧血症者，需面罩加压给氧或气管插管并机械通气；镇痛治疗。

2. *溶栓治疗*

(1) 溶栓时机：在发病 3 h 内行溶栓治疗，临床疗效与直接 PCI 相当。发病 3～12 h 内行溶栓治疗，疗效不如直接 PCI，但仍能获益。发病 12～24 h 内，如果仍有持续或间断的缺血症状和持续 ST 段抬高，溶栓治疗仍然有效。

(2) 溶栓适应证：① 发病 12 h 以内到不具备急诊 PCI 治疗条件的医院就诊、不能迅速转运、无溶栓禁忌证的 STEMI 患者均应进行溶栓治疗；② 患者就诊早(发病≤3 h)而不能及时进行介入治疗者，或虽具备急诊 PCI 治疗条件，但就诊至球囊扩张时间与就诊至溶栓开始时间相差>60 min。且就诊至球囊扩张时间>90 min 者应优先考虑溶栓治疗；③ 对再梗死患者，如果不能立即(症状发作后 60 min 内)进行冠状动脉造影和 PCI,可给予溶栓治疗;④ 对发病 12～24 h 仍有进行性缺血性胸痛和至少 2 个胸导联或肢体导联 ST 段抬高＞0.1 mV 的患者,若无急诊 PCI 条件,在经过选择的患者也可溶栓治疗;⑤ STEMI 患者症状发生 24 h,症状已缓解,不应采取溶栓治疗。

(3) 溶栓禁忌证:① 既往任何时间有脑出血病史;② 脑血管结构异常(如动静脉畸形);③ 颅内恶性肿瘤(原发或转移);④ 6 个月内缺血性卒中或短暂性脑缺血史(不包括 3 h 内的缺血性卒中);⑤ 可疑主动脉夹层,活动性出血或者出血素质(不包括月经来潮);⑥ 3 个月内的严重头部闭合性创伤或面部创伤;⑦ 慢性、严重、没有得到良好控制的高血压或目前血压严重控制不良(收缩压≥180 mmHg 或者舒张压≥110 mmHg);⑧ 痴呆或已知的其他颅内病变;⑨ 创伤(3 周内)或者持续＞10 min 的心肺复苏,或者 3 周内进行过大手术;⑩ 近期(4 周内)内脏出血;⑪ 近期(2 周内)不能压迫止血部位的大血管穿刺;⑫ 感染性心内膜炎;⑬ 5 天至 2 年内曾应用过链激酶,或者既往有此类药物过敏史(不能重复使用链激酶);⑭ 妊娠,活动性消化性溃疡;⑮ 目前正在应用抗凝剂[国际标准化比值(INR)水平越高,出血风险越大]。

(4) 疗效评估:溶栓开始后 60～180 min 内应监测临床症状、心电图 ST 段抬高和心律变化。血管再通的间接判定指标包括:① 60～90 min 内抬高的 ST 段至少回落 50%;② TnT(I)峰值提前至发病 12 h 内,CK-MB 酶峰提前到 14 h 内;③ 2 h 内胸痛症状明显缓解;④ 治疗后的 2～3 h 内出现再灌注心律失常,如加速性室性自主心律、房室传导阻滞(AVB)或束支传导阻滞突然改善或消失,或者下壁心肌梗死患者出现一过性窦性心动过缓、窦房传导阻滞伴或不伴低血压。上述 4 项中,心电图变化和心肌损伤标志物峰值前移最重要。

冠状动脉造影判断标准:TIMI 2 级或 3 级血流表示再通,TIMI 3 级为完全性再通,溶栓失败则梗死相关血管持续闭塞

(TIMI 0－1 级)

3. PCI 治疗

(1) 直接 PCI：① 如果即刻可行，且能及时进行(就诊-球囊扩张时间<90 min)，对症状发病 12 h 内的 STEMI(包括正后壁心肌梗死)或伴有新出现或可能新出现左束支传导阻滞的患者应行直接 PCI(证据水平 A)；② 年龄<75 岁，在发病 36 h 内出现休克，病变适合血管重建，并能在休克发生 18 h 内完成者，应行直接 PCI，除非因为患者拒绝、有禁忌证和(或)不适合行有创治疗；③ 症状发作<12 h，伴有严重心功能不全和(或)肺水肿(killip Ⅲ级)的患者应行直接 PCI；④ 常规支架置入。

(2) 转运 PCI：高危 STEMI 患者就诊于无直接 PCI 条件的医院，尤其是有溶栓禁忌证或虽无溶栓禁忌证但已发病>3 h 的患者，可在抗栓治疗同时，尽快转运患者至可行 PCI 的医院。

4. 抗栓治疗

(1) 抗血小板治疗：

1) 阿司匹林(ASA)：心肌梗死急性期，所有患者只要无禁忌证，均应立即口服水溶性阿司匹林或嚼服肠溶阿司匹林 300 mg，继以 100 mg/天长期维持。

2) 噻吩并吡啶类：在首次或再次 PCI 之前或当时应尽快服用氯吡格雷初始负荷量 300 mg(拟直接 PCI 者最好 600 mg)。不论患者是否溶栓治疗，若未服用过噻吩并吡啶类药物，应给予氯吡格雷负荷量 300 mg。住院期间，所有患者继续服用氯吡格雷 75 mg/天。接受支架置入(BMS 或 DES)的患者，术后使用氯吡格雷 75 mg/天至少 12 个月。对阿司匹林禁忌者，可长期服用氯吡格雷。正在服用氯吡格雷而准备择期行冠状动脉旁路移植术(Coronary Artery Bypass Grafting，CABG)的患者，应至少在术前 5～7 天停药。

3) GPⅡb/Ⅲa 受体拮抗剂：不推荐常规应用，可选择性用于血栓负荷重的患者和噻吩并吡啶类药物未给予适当负荷量的患者。

4) 最新指南推荐：对于 STEMI 患者，应尽早或在直接 PCI

时，给予负荷剂量的 P2Y12 受体抑制剂。选择包括：① 氯吡格雷 600 mg；或② 普拉格雷 60 mg；或③ 替格瑞洛 180 mg。对于直接 PCI 时接受支架(BMS 或 DES)的 STEMI 患者，应该给予 1 年的 P2Y12 受体抑制剂，使用下列维持剂量：① 氯吡格雷 75 mg/天；或② 普拉格雷 10 mg/天；或③ 替格瑞洛 90 mg，每天 2 次。

(2) 抗凝治疗：所有 STEMI 患者急性期均进行抗凝治疗。

1) 普通肝素。

2) 低分子量肝素：建议可用低分子量肝素代替普通肝素，最长使用 8 天。

3) 磺达肝癸钠：是间接Ⅹa 因子抑制剂。接受溶栓或不行再灌注治疗的患者，磺达肝癸钠有利于降低死亡和再梗死，而不增加出血并发症。不主张磺达肝癸钠单独用于 STEMI 直接 PCI 时，需联合普通肝素治疗，以减少导管内血栓形成发生。

4) 比伐卢定：直接 PCI 时可考虑用比伐卢定，不论之前是否用肝素治疗。用法：先静脉推注 0.75 mg/kg，再静脉滴注 1.75 mg/kg/h，不需监测 ACT，操作结束时停止使用。若 STEMI 患者 PCI 术中出血风险高，推荐应用比伐卢定。

5) 口服抗凝剂治疗：STEMI 急性期后，以下情况需口服抗凝剂治疗：超声心动图提示心腔内有活动性血栓，口服华法林 3～6 个月；合并心房颤动者；不能耐受阿司匹林和氯吡格雷者，可长期服用华法林，维持 INR 2～3。若需在阿司匹林和氯吡格雷的基础上加用华法林时，需注意出血的风险，严密监测 INR，缩短监测间隔。

5. 抗心肌缺血和其他治疗

(1) 硝酸酯类：STEMI 最初 24～48 h 静脉滴注硝酸酯类药物用于缓解持续缺血性胸痛、控制高血压或减轻肺水肿。发病 48 h后，为控制心绞痛复发或心功能不全，如果没有 β 受体阻滞剂和血管紧张素转换酶抑制剂的使用禁忌证，仍可静脉或口服应用。禁忌证为急性心肌梗死合并低血压(收缩压≤90 mmHg)；下壁伴右心室梗死时，即使无低血压也应禁用。

(2) β受体阻滞剂：无该药禁忌证时，应于发病后24 h内常规口服应用。STEMI合并顽固性多形性室性心动过速(室速)，同时伴交感兴奋电风暴表现，可选择静脉使用β受体阻滞剂治疗。

(3) 血管紧张素转换酶抑制剂(ACEI)和血管紧张素受体阻滞剂(ARB)：发病24 h后，如无禁忌证，所有STEMI患者均应给予ACEI长期治疗。对于合并LVEF≤0.4或肺淤血，以及高血压、糖尿病和慢性肾病的STEMI患者，只要无使用此药禁忌证，应该尽早应用。如果患者不能耐受ACEI，但存在心力衰竭表现，或者LVEF≤0.4，可考虑给予ARB。

(4) 醛固酮受体拮抗剂：通常在ACEI治疗的基础上使用。

(5) 钙拮抗剂：STEMI患者不推荐使用短效二氢吡啶类钙拮抗剂。如果β受体阻滞剂无效或禁忌使用，则可应用非二氢吡啶类钙拮抗剂，STEMI合并难以控制的高血压时，在使用ACEI和β受体阻滞剂的基础上，应用长效二氢吡啶类钙拮抗剂。

(6) 他汀类药物：所有无禁忌证的STEMI患者入院后应尽早开始他汀类药物治疗，且无需考虑胆固醇水平。将低密度脂蛋白胆固醇水平控制在2.6 mmol/L(100 mg/dl)以下。现有的资料证实，心肌梗死后及早开始强化他汀类药物治疗可以改善临床预后。

(7) 冠状动脉旁路移植术(CABG)：对少数STEMI合并心源性休克不适宜PCI者，急诊CABG可降低病死率。机械性并发症(如心室游离壁破裂、乳头肌断裂、室间隔穿孔)引起心源性休克时，在急性期需行CABG和相应心脏手术治疗。

【急性非ST段抬高性心肌梗死(NSTEMI)和不稳定型心绞痛(UA)】

一、临床表现

典型临床表现为发作性胸骨后闷痛，不典型表现有牙痛、咽痛、上腹隐痛、消化不良、胸部针刺样痛或仅有呼吸困难。这些常见于老年人、女性,糖尿病、慢性肾功能不全或痴呆症患者。

二、诊断

1. 心电图 ST-T波动态变化是NSTE-ACS最有诊断价值的心电图表现。症状发作时可记录到一过性ST段改变(常表现2个或以上相邻导联ST段下移≥0.1 mV),症状缓解后ST段缺血性改变改善,或者发作时倒置T波是"伪正常化",发作后恢复至原倒置状态更具有诊断意义,并提示有急性心肌缺血或严重冠脉疾病。

初始心电图正常或临界改变,不能排除NSTE-ACS的可能性。患者出现症状时应再次记录心电图,且与无症状时或既往心电图对比,注意ST-T波的动态变化。NSTEMI的心电图ST段压低和T波倒置比不稳定型心绞痛更加明显和持久,并可有一系列演变过程(例如T波倒置逐渐加深,再逐渐变浅,部分还出现异常Q波),但两者鉴别主要是NSTEMI伴有血清生物标志物升高,而不稳定型心绞痛则血清生物标志物阴性。

2. 心肌损伤标志物 cTn是明确NSTE-ACS诊断和危险分层的重要依据之一。与传统的心肌酶(例如CK、CK-MB)相比,cTn具有更高的特异性和敏感性。cTn增高或增高后降低,并至少有1次数值超过参考值上限99百分位(即正常上限),提示心肌损伤坏死,并提供危险分层信息。

3. 影像学检查 超声心动图检查可发现缺血时左心室射血分数(LVEF)减低和心肌节段性运动减弱,甚至消失。负荷超声心动图的阴性预测值较高。心脏磁共振显像(MRI)、心肌灌注成像及多源计算机X射线断层扫描(CT)对诊断和排除NSTE-ACS均有一定的价值。

三、治疗

NSTE-ACS的处理旨在根据危险分层采取适当的药物治疗和冠脉血运重建策略。可使用TIMI或GRACE积分系统对

NSTE－ACS患者的缺血风险进行危险分层。使用CRUSADE出血积分系统对NSTE－ACS患者的出血风险进行危险评估。

1. 抗心肌缺血　药物治疗是NSTE－ACS抗心肌缺血的基础措施和最重要的内容之一，不仅可缓解缺血症状，更重要的是可改善预后，提高远期生存率。

(1) 硝酸酯类：用于有胸痛或心肌缺血表现的患者。

(2) β受体阻滞剂：如无明确的禁忌证(例如急性收缩性心力衰竭时)或对β受体阻滞剂不能耐受，NSTE－ACS患者应常规使用β受体阻滞剂。

(3) 血管紧张素转换酶抑制剂(ACEI)和血管紧张素受体阻滞剂(ARB)：除非不能耐受，所有NSTE－ACS患者应接受ACEI治疗。对于不能耐受ACEI的患者，可考虑应用血管紧张素受体拮抗剂(ARB)。

(4) 尼可地尔：兼有ATP依赖的钾通道开放作用及硝酸酯样作用。推荐用于对硝酸酯类不能耐受的NSTE－ACS患者。

(5) 钙拮抗剂：在应用β受体阻滞剂和硝酸酯类药物后患者仍然存在心绞痛症状或难以控制的高血压，可加用长效的二氢吡啶类CCB；如患者不能耐受β受体阻滞剂，应将非二氢吡啶类CCB(例如维拉帕米或地尔硫卓)与硝酸酯类合用。由于短效CCB易引起血压波动和交感神经激活，因此禁用于NSTE－ACS患者。

(6) 主动脉内球囊反搏(IABP)：当NSTE－ACS患者存在大面积心肌缺血或濒临坏死、血流动力学不稳定时，可在血运重建前后应用IABP，降低心脏负担，改善心肌缺血，提高患者对手术耐受能力，有助于术后心功能恢复。

2. 抗血小板治疗　NSTE－ACS患者入院后应尽快给予阿司匹林(负荷量150～300 mg)，如能耐受，长期持续治疗(每日75～100 mg)。对阿司匹林过敏或因胃肠道疾病而不能耐受阿司匹林时，应使用氯吡格雷(负荷量后每日维持量)。

(1) 中或高危及准备行早期PCI的NSTE－ACS患者，应尽快开始双联抗血小板治疗。除 ASA 外，加用氯吡格雷 300～600 mg 或替格瑞洛 180 mg。高危患者出血风险低者，可考虑术前静脉给予血小板 GPⅡb/Ⅲa 受体抑制剂。接受 PCI 治疗（尤其是置入药物洗脱支架）患者，术后给予氯吡格雷 75 mg/天、普拉格雷 10 mg/天或替格瑞洛 90 mg，2 次/天，并维持治疗至少 12 个月。

(2) 早期保守治疗的 NSTE－ACS 患者，在入院后迅速开始 ASA 及抗凝治疗的基础上，加用氯吡格雷（负荷量后每日维持量），并持续至少 1 个月，如能延长到 1 年则更好。

3. *抗凝治疗*　所有 NSTE－ACS 患者在无明确的禁忌证时，均推荐接受抗凝治疗。准备行 PCI 的 NSTE－ACS 患者，建议开始选择依诺肝素或普通肝素、比伐卢定或磺达肝癸钠。单纯保守治疗且出血风险增高的 NSTE－ACS 患者，选择磺达肝癸钠优于依诺肝素或普通肝素，抗凝治疗应维持至出院。需用华法林抗凝的 NSTE－ACS 患者（例如中高危心房颤动患者、人工机械瓣患者或静脉血栓栓塞患者），若需合用 ASA 或氯吡格雷时，建议将 INR 控制在 2.0～2.5。

4. *他汀类药物*　所有无禁忌证的 STEMI 患者入院后应尽早开始他汀类药物治疗，且无需考虑胆固醇水平。将低密度脂蛋白胆固醇水平控制在 2.6 mmol/L（100 mg/dL）以下。进一步降至＜1.82 mmol/L（70 mg/dL）是合理的。

5. *血运重建治疗*　心肌血运重建使得 NSTE－ACS 患者症状缓解、缩短住院期和改善预后。其指征和最佳时间以及优先采用的方法（PCI 或 CAGB）取决于临床情况、危险分层、合并症和冠脉病变的程度和严重性。

(1) 冠脉造影/PCI：

1) 高危患者：对高危 NSTE－ACS 患者主张于症状发生最初 72 h 内行诊断性冠脉造影，然后根据病变情况作血运重建治疗。对心肌缺血极高危患者，即难治性心绞痛伴心力衰竭、危及生命的室性心律失常或血流动力学不稳定，可行紧急侵入性策略

(＜2 h)。对 GRACE 积分＞140 合并多项其他高危因素(例如 cTn 或 ST－T 波变化)的患者，推荐早期(＜24 h)侵入性策略。

2) 早期稳定患者：对发生临床事件高风险的 NSTE－ACS 患者，如无严重合并症或血运重建禁忌证，应及早冠脉造影或血运重建。对最初稳定的高危 NSTE－ACS 患者，应早期介入(入院12～24 h 内)。对最初稳定且无严重合并症和血运重建禁忌证的 NSTE－ACS 患者，最初可考虑保守治疗，以后的治疗决策(保守或介入)由医生根据病情或患者的意愿决定。

3) 低至中危患者：对低至中危且无症状复发的 NSTE－ACS 患者，行无创性心肌缺血评估。心肌血运重建策略(PCI 或 CABG)应基于临床症状和冠脉病变严重性。

4) 严重并存疾病患者：肝功能和肺功能衰竭或癌症患者，不主张行早期诊断性冠脉造影和血运重建。

(2) CABG：左主干或三支血管病变且左心室功能减低(LVEF＜50％)的患者(尤其合并糖尿病时)，CABG 后生存率获益优于 PCI；二支血管病变且累及前降支近段伴左心室功能减低(LVEF＜50％)或无创性检查提示心肌缺血患者宜 CABG 或 PCI；强化药物治疗下持续心肌缺血而不适宜或不能行 PCI 时，可考虑 CABG。

(张大东)

第二节　重症心肌炎的处理

一、临床表现

重症心肌炎起病急，病情重，变化快，约占急性心肌炎总数的 4.6％，预后较差，急性期病死率可高达 10％～20％，且早期症状常不典型，易误诊。

1. *首发表现*　多以心外症状为首发表现，出现发热、乏力、咳嗽或腹痛、腹胀、呕吐等，亦有以头痛、晕厥等为首发症状者。

2. *急性心力衰竭、心源性休克*　数小时或1～2天即出现急性心力衰竭或心源性休克或晕厥发作。患者呼吸、心率增快，烦躁不安、尿少、水肿、面色苍白、皮肤发花、肢端凉、脉搏细弱、血压降低。

3. *心律失常、阿-斯综合征，可发生猝死*　可出现各种快速心律失常：早搏(联律，多源或 RonT 室早)、心动过速(室速，室上速)、心室颤动；缓慢心律失常：房室传导阻滞(高度、Ⅲ度)、室内传导阻滞、窦性停搏、窦房传导阻滞、显著的窦性心动过缓；突然意识丧失、猝死。

二、诊断

(1) 出现严重急性心力衰竭或心源性休克。

(2) 心电图明显异常：以 R 波为主的 2 个或 2 个以上主要导联(Ⅰ、Ⅱ、aVF、V5)的 ST－T 改变持续 4 天以上伴动态变化。出现窦房传导阻滞、AVB、完全性右或左束支阻滞，呈联律、多形、多源、成对或并行性早搏、非房室结及房室折返引起的异位心动过速、低电压及异常 Q 波。

(3) 超声心动图显示心脏扩大，左心室功能障碍。

(4) 近期有病毒感染性疾病史。

(5) 无心肌病病史。

(6) CK－MB 升高或肌钙蛋白 T 或肌钙蛋白 I 阳性。

(7) 确定诊断需排外冠心病等其他心脏疾病。

(8) 1999 年我国心肌炎心肌病专题会议所确定的诊断参考标准(略)可以作为参考。

三、治疗

1. *一般治疗*　告病危，心电、血压监护，记录 24 h 出入量，吸氧，烦躁时镇静，控制静脉入液量和速度。

2. *营养心肌治疗*　大剂量维生素 C、磷酸肌酸钠、果糖二磷酸钠、辅酶 Q_{10} 等。

3. *纠正心衰治疗* 多巴胺和磷酸二酯酶抑制剂如米力农在此时应用非常有益，它们能够在强心的同时，还降低心脏负荷。应用洋地黄类强心药应非常小心，一般主张应用抗心衰剂量的 1/2 或 2/3 为宜。血流动力学不稳定者慎用利尿剂，可能会加重低血压及减少冠脉血流灌注。

4. *心源性休克的治疗* 根据中心静脉压来决定补液量，多巴胺、多巴酚丁胺静脉输入。

5. *快速心律失常的治疗* 胺碘酮(乙胺碘呋酮)不影响心功能，发生室上速及室速可选用；多源频发室早、RonT 型室早以及室速时可用利多卡因治疗；当发生严重的室颤和难以控制的室性心动过速时，应当除颤或直流电复律治疗，但对洋地黄中毒者禁用。

6. *缓慢型心律失常* 高度、Ⅲ度房室传导阻滞，室内三支阻滞或窦性停搏、窦房传导阻滞及显著的窦性心动过缓等缓慢型心律失常用阿托品或异丙基肾上腺素治疗，药物治疗无效，患者反复出现阿-斯综合征发作或充血性心力衰竭时应及时植入心脏临时起搏器。

7. *肾上腺皮质激素* 激素可抑制抗原抗体反应，减少毒素作用，增加心肌细胞溶酶体膜稳定性，减少心肌局灶渗出，改善传导，改善心室功能。

8. *抗病毒治疗* 可用利巴韦林联合干扰素 α，抗病毒药物疗效还不确定，可能对心肌炎有益。

9. *机械通气* 对重症心肌炎并发心衰、心源性休克、肺水肿，尤其是有呼吸窘迫时，应及时进行机械通气治疗，以及时纠正缺氧，抢救生命。

10. *机械辅助支持* 有严重血流动力学障碍而药物治疗无效者应用。

(1) 主动脉内球囊反搏(IABP)：IABP 可增加心源性休克状态下冠状动脉血流和终末器官灌注，增加心排血量，降低心率、左心室舒张末压、平均左心房压及心脏后负荷，至少降低心肌耗氧量

20%～30%，从而起到稳定病情、抑制病情恶化的作用。对高危患者积极应用 IABP 辅助治疗，甚至是预防性应用，可明显降低病死率。

(2) 心室辅助装置：包括左心室辅助装置(LVAD)或双心室辅助装置，儿茶酚胺及磷酸二酯酶抑制剂已经用至极量，但平均动脉压仍<50 mmHg，心脏指数<2.0 L/(min · m^2)，中心静脉压或左心房压≥20 mmHg，尿量<20 mL/h，应及时进行心室辅助装置辅助循环，应用得越早，心功能完全恢复的可能性越大。

(3) 体外膜肺氧合(ECMO)：是一种持续体外生命支持手段，可较长时间全部或部分代替心肺功能，为心脏、肺脏病变治愈及功能的恢复争取时间。

（张大东）

第三节　室性心动过速的处理

室性心动过速(室速，VT)是指发生在希氏束分叉以下的束支、心肌传导纤维、心室肌的快速性心律失常。Wellens 对室速的定义为：频率超过 100 次/min，连续 3 个或 3 个以上的自发性室性电除极活动，包括单形非持续性和持续性室速以及多形室速；如果是心脏电生理检查中由心脏电刺激所诱发的室速，则必须是持续 6 个或 6 个以上的快速性心室搏动(频率>100 次/min)。室速可以起源于左心室及右心室，持续性发作时的频率常常超过 100 次/min，并可发生血流动力学状态的恶化，可能蜕变为室扑、室颤，导致心源性猝死，需要积极治疗。

一、病因

根据持续时间，室速分为：持续性室速(发作时间>30 s)及非持续性室速(发作时间<30 s)。另外还可根据有无器质心脏病、

室速的心电图形态、室速的起源部位及愈后分类。

1. 器质性心脏病引起的室速

(1) 冠心病：各种类型的冠心病如急性心肌梗死、陈旧性心肌梗死、心绞痛或无痛性心肌缺血等均可发生室速。急性心肌缺血可造成缺血区心肌激动延迟而诱发折返活动。陈旧性心肌梗死则常为梗死边缘瘢痕区心肌构成的折返。心肌梗死患者发生室速的病理基础，主要为显著的室壁运动异常、左心室室壁瘤形成和显著的左心室功能减退。

(2) 原发性心肌病：扩张型心肌病、肥厚型心肌病和限制型心肌病均可发生室速。原发性心肌病患者的心肌内心肌细胞坏死、纤维化。心肌失去正常结构及形态，使传导发生障碍形成折返，引起室速发作。

(3) 二尖瓣脱垂：室速起源于乳头肌及瓣环，常由折返引起，多为单形性室速。多形性室速多由自律性增高或触发活动所致，被认为是引起心脏性猝死的机制。

(4) 心肌炎：也是室速的常见原因。

(5) 其他：另外，高血压性心脏病、心脏瓣膜病、先天性心脏病等也可以引起不同程度的室速。

2. 无器质性心脏病性室速

(1) 电解质紊乱和酸碱平衡失调：如低钾血症、高钾血症、低镁血症及酸中毒等常引起室速，若合并有器质性心脏病则更易发生室速。

(2) 药物和毒物作用：洋地黄类药物、抗心律药物奎尼丁、拟交感胺药物、青霉素过敏等。

(3) 特发性室速：是指无明显器质性心脏病患者的室速。以青壮年居多，患者可能存在心脏病，特发是相对而言。

二、临床表现

1. 症状　室速发作时的临床表现并不一致。患者可出现心慌、胸闷、胸痛、黑矇、晕厥，其临床特征是发病突然，经治疗或自限性突然消失，发作时患者突感心悸、心率加快、精神不安、恐惧、心前区不适，头或颈部发胀及跳动感。非持续性室速通常无症状，仅在体检或 24 h 动态心电图中发现。

2. 体征　听诊心率多数规则，但也可轻度不规则，可有第一、二心音分裂，收缩期血压可随心搏变化，如发生完全性房室分离，第一心音强度经常发生变化，颈静脉间歇出现巨大 α 波，当心室搏动逆传并持续夺获心房，心房与心室几乎同时发生收缩，颈静脉呈现规律而巨大的 α 波。

3. 辅助检查

(1) 无器质性心脏病患者应查血钾、血镁、pH 等。

(2) 心电图显示有典型室速的特征。

三、鉴别诊断

1. 与室上性心动过速（简称室上速）伴 QRS 波群增宽（原来存在的束支传导阻滞）相鉴别

(1) 室上速伴左束支或右束支阻滞时，宽大的 QRS 波形应呈现典型的束支阻滞图形。如室上速伴左束阻滞时，电轴应左偏，V1、V2 导联为 rS 型，r 波间期应＜30 ms，V5、V6 导联不应出现 q 波等。以往的心电图或恢复窦性心律的心电图对室上速伴原有束支阻滞的诊断有重要意义。

(2) 室上速伴持续差异性传导与室速鉴别较困难，差异性传导的发生可以是室内束支的功能性改变，也可能为病理性变化。右束支阻滞型以功能性居多，右束支分支阻滞或左束支阻滞型则常见于心脏器质性病变者。出现房室分离、心室夺获或者室性融合波可以确定室速的诊断。

2. 与逆向型房室折返性心动过速鉴别　逆向型房室折返性心动过速，即经房室旁路前传的房室折返性心动过速。心房激动经房室旁路下传心室，心室激动再从房室结逆传心房，心室系由旁路下传的激动兴奋，故 QRS 波宽大、畸形。其频率在 220 次/min 以上，而室速的频率多在 100～220 次/min，超过 220 次/min 者比较少见。

3. 与预激综合征(预激)合并房颤的鉴别

(1) 预激综合征发生房颤时，出现宽大畸形的 QRS 波心动过速，但也有窄 QRS 波群出现或心室融合波，使心电图前、后部 QRS 波形态发生变化。

(2) 房颤合并预激综合征时，由于基础心律为房颤 P 波消失，R－R 间距绝对不等，恢复窦性心律后，心电图可见预激波。

(3) 房颤合并 W－P－W 综合征，房颤常由室房折返引起，消融旁路治疗后，多数患者不再发生房颤。

四、治疗

室速大多发生在心脏病患者中，可造成严重后果，增加病死率。需要采取积极治疗措施，立即终止室速的发作。其治疗原则：① 室速一旦发生，应立即终止发作；② 消除诱因，注意低血钾、洋地黄类药物的使用；③ 积极治疗原发病，如纠正心衰、心梗后室壁瘤的治疗等；④ 预防室速的复发，在室性心动过速终止后，应使用药物或非药物措施预防室速的复发；⑤ 防治心脏病猝死。

1. 室速的药物治疗　终止持续性室速首选的方法是立即静脉注射抗心律失常药物，对于单形性室速或 QT 间期正常的多形性室速，一般采用药物治疗，选用静脉注射途径。① 利多卡因；② 胺碘酮；③ 普罗帕酮，选择其中之一，有效则可继续滴注上述药物。多形性室速的处理方法类似于单形性，但要仔细寻找可能存在可逆性原因，例如药物副作用和电解质紊乱，特别是尖端扭转型室速，多发生在 Q－T 间期延长时。治疗除针对病因外，可采用异丙肾上腺素、阿托品静注，或快速人工心脏起搏，忌用Ⅲ类抗心律失常药物，如胺碘酮等。静脉给予大剂量硫酸镁，对低血镁及血镁正常的难治性室速和室颤、尖端扭转型室速、洋地黄类药物中毒患者均有效。对没有洋地黄类药物中毒的患者使用镁制剂可能产生低血钾,所以同时需要补钾。

2. 室性心动过速的非药物治疗

(1) 直流电复律:原理是使折返环内所有的细胞均被去极化后,产生了心电的同一性,折返环也就不复存在。大量实践证明,直流电复律是终止室速十分安全有效的治疗措施,在许多情况下应作为首选措施,方便且效率高。

(2) 射频消融术:目前主要用于治疗特发性室速、束支折返性室速等,手术并发症少,并可以根治室速。对于并发心脏结构性病变,如扩张型心肌病,心动过速的起源点常是较弥漫性的病变,射频消融比较困难;对于心肌梗死后的室速,射频消融治疗有一定效果。

(3) 植入埋藏式心脏复律除颤器(ICD):能立即有效地终止室速的发作,而且是迄今降低心脏性猝死的最有效手段。

(4) 外科手术:对于一些顽固性室速可行外科手术治疗,如室壁瘤切除术,部分切除扩大的左心室等。

五、预防

室速是十分严重的心律失常,必须进行预防。应努力寻找及治疗诱发与维持室速的各种可逆性病变,例如缺血、低血压与低血钾等。治疗心衰有助减少室速发作的次数。窦性心动过缓或房室阻滞时,心室率慢,易发生室速,可给予阿托品治疗,或人工心脏起搏。

(张大东)

第四节 室上性心动过速的处理

阵发性室上性心动过速(简称室上速)是指起源于心房或房室

交界区的心动过速，大多数是由于折返激动所致，少数由自律性增加和触发活动引起。心电图出现连续3次以上室上性过早搏动称为阵发性室上速，包括房性和交界区性心动过速，有时二者心电图上难以鉴别，则统称为阵发性室上速。

一、病因

阵发性室上速常无任何病因，但也可见于冠心病、心肌梗死、低氧血症、低血钾症、预激综合征、心力衰竭、慢性阻塞性肺病、其他各种器质性心脏病或伴有心房扩大者、洋地黄类或其他药物毒性反应、甲状腺功能亢进等，或可由于情绪激动、过度疲劳、吸烟、饮酒诱发。

二、临床表现

(1) 心率快，多在160～220次/min，节律规则。

(2) 心悸或有强烈的心跳感。

(3) 多尿、出汗、呼吸困难。

(4) 持续时间长可导致严重循环障碍，引起心绞痛、头昏、晕厥，甚至心衰、休克。

(5) 突然发作又突然停止，在发作停止时，由于恢复窦性心律间歇太长，偶有发生昏厥者。

(6) 刺激迷走神经末梢，可使50%～80%室上速突然中止。

(7) 心音绝对规则一致，颈静脉不出现炮波。脉搏细速，血压可下降。

近年来，由于心脏电生理学的研究进展，对阵发性室上速的发生机制及分型，有一些新的认识。一般根据其发生部位及机制的不同分为六型：慢-快型房室交界区折返性心动过速、快-慢型房室交界区折返性心动过速、慢-慢型房室交界区折返性心动过速、顺向型房室折返性心动过速、逆向型房室折返性心动过速、房性心动过速。

三、检查

(1) 心电图示连续 3 个以上迅速出现 QRS 波,频率 160～220 次/min。R－R 间距相等。

(2) 动态心电图 24 h 心率变化,对患者心律失常的定性和定量诊断均有重要意义。

四、鉴别诊断

临床上需与窦性心动过速、心房扑动、非阵发性交界性心动过速相鉴别。

五、并发症

心动过速频率超过 200 次/min 时,可引起心、脑器官供血不足,血压下降、晕厥、抽搐发作(阿-斯综合征),以及心绞痛、心力衰竭,甚至猝死。

六、治疗

(1) 刺激迷走神经末梢的方法,此法多适用于青年患者,老年患者一般不用。① 请患者屏气后用力呼气;② 刺激咽部引起恶心;③ 指压或按摩颈动脉窦,先试右侧 10 s,如无效再试左侧 10 s,切勿两侧同时加压,以免引起大脑缺血,此方法必须由医生操作;④ 指压眼球,也是先右后左,每次不超过 10 s,不能用力过猛,否则有引起视网膜剥离的危险。

(2) 维拉帕米静脉注射,患者 2 周内未用β受体阻滞剂者可作首选。

(3) 普罗帕酮静脉注射,亦是终止室上速的常用药物。

(4) 毛花苷 C(西地兰)对于室上速伴心功能不全者应首选,但预激综合征有 QRS 波宽者禁用。

(5) 胺碘酮加葡萄糖液,静脉注射。效果较毛花苷 C(西地兰)

快，比维拉帕米慢，但副作用极少，原因是相当多的室上速系经房室结折返性，而静注胺碘酮主要作用在房室结上，故可阻断室上速。

(6) 三磷酸腺苷(ATP)，该药对窦房结和房室结均有明显抑制作用，对经房室交界区折返的室上速有效。该药半衰期很短，仅有 30 s，故若无效，3～5 min 后可重复静脉注射。为防止严重窦性静止、房室传导阻滞，可与阿托品联合静脉推注。老年患者及病窦综合征者禁用。

(7) 超速或程序起搏。各种药物治疗无效者，可经食管或心房内超速或程序起搏以终止心动过速发作。

(8) 紧急情况时，如急性心衰、休克等，有条件可用同步直流电复律。

(9) 经导管射频消融术安全有效，并发症少，可使大多数患者获得根治。

七、预后

无明显器质性心脏病，偶尔发作，每次不超过几分钟，又无明显症状者，预后良好，亦不必特殊治疗。若有器质性心脏病，尤其 AMI 并发室上速易致心衰、休克，预后严重，应积极控制。

(朱梦云)

第五节　房性心动过速的处理

房性心动过速(atrial tachycardia, AT)简称房速，是一种由房性异位激动引起的快速性房性心律失常。患者发病时通常表现为心悸，多呈短阵或阵发性，发病时心电图描计可以确诊。根据发生机制和心电图表现不同，房速可分为自律性房速、折返性房速和紊乱性房速。随着心律失常导管消融技术的广泛应用，为了便于标测和消融，目前，房速更多地采用局灶性房速和大折返性房速两种类型的分类方法。

一、病因与发病机制

大多数伴有房室传导阻滞的阵发性房速因心房局部自律性增高引起。心肌梗死、慢性肺部疾病、大量饮酒以及各种代谢障碍均可导致房速。洋地黄类药物服用过量，导致洋地黄中毒，特别在低钾血症时易发生此种心律失常。折返性房速多发生在手术瘢痕或解剖缺陷的邻近部位。紊乱性房速即多源性房速，常发生于患慢性阻塞性肺病或充血性心力衰竭的老年人，也可见于洋地黄中毒与低血钾患者，紊乱性房性心律易蜕变为心房颤动。

通过普通的方法很难明确局灶冲动的产生机制。已有的资料提示，引起局灶电活动的原因可能有自律性异常过高、延迟后除极引起的触发活动或微折返。房速开始发作时常常有频率的逐渐增加和(或)房速终止之前有频率的逐渐降低，上述现象提示自律性异常可能是局灶性房速的主要机制。

二、临床表现

房速患者可出现心悸、头晕、疲乏无力、胸痛、呼吸困难及晕厥等症状。发作可呈短暂、阵发性或持续性。局灶性房速的频率多在 130～250 次/min 之间，受儿茶酚胺水平和自主神经张力的影响。当房室传导比例发生变动时，听诊心律不齐，第一心音强度不等。颈静脉可见 α 波数目超过听诊心搏次数。

三、辅助检查

1. **心电图**　心电图是确诊房速最直接且安全、经济的方法。需要注意的是，只有房速发作当时描记心电图才能确诊房速。若检查时患者未发作，心电图可以完全正常。

2. **24 h 或 48 h 动态心电图(Holter)**　如果患者心慌发作时

间短，来不及发作当时做心电图，但发作比较频繁，可做 24 h 动态心电图（即 Holter）监测来确诊房速。动态心电图会连续记录下患者 24 h 所有心电信号，通过计算机分析，发现事件，得出诊断。

3．*超声心动图*　超声心动图即心脏超声，是一项对患者无损伤的心内科常规检查。此项检查可以了解心脏的结构和功能，有助于排除器质性心脏病引起的房速。

4．*胸片*　患者确诊房速后需常规做胸片检查，胸片不但可以初步确定心脏大小、形态，还可了解患者有无肺部疾患。胸片可以发现一些可能引起房速的肺部疾病，如慢性阻塞性肺病。

5．*化验检查*　房速确诊以后还需要一些基本的化验检查：如血常规、肝肾功能、电解质等，服用洋地黄类药物的患者需检测血清地高辛水平，以确定该房速是否由洋地黄药物服用过量引起。

四、诊断

1．*房速的心电图表现为*

（1）心房率通常为 150～200 次/min。

（2）P 波形态与窦性者不同，根据心房异位激动灶的部位或房速发生的机制不同而形态各异。

（3）常出现二度Ⅰ型或Ⅱ型房室传导阻滞，呈现 2∶1 房室传导者亦属常见。

（4）P 波之间的等电线仍存在（与典型心房扑动时等电线消失不同）。

（5）刺激迷走神经不能终止心动过速，仅加重房室传导阻滞。

（6）发作开始时心率逐渐加速。

2．*电生理检查特征*

（1）异常自律性机制者心房程序性刺激通常不能诱发或终止心动过速，发作不依赖于房内或房室结传导延缓。

（2）P 波有别于窦性 P 波。

(3) 心动过速发生时有"温醒"现象。

(4) 可一过性的被超速抑制，但不能终止心动过速发作。

(5) 心动过速第一个 P 波与随后的 P 波形态一致。

五、鉴别诊断

局灶性房速与大折返房速鉴别：局灶性房速的心内标测显示起源点可位于心房内很小的区域，通常激动自该区域辐射传导，体表心电图等电位线仍然存在，而大折返房速等电位线通常消失。

局灶性房速与室上速鉴别：房速与室上速的鉴别点主要在 R－P 的关系，室上速 R－P 间期常恒定，且较短，P 波不易鉴别，而房速时 R－P 间期常不恒定，且较长。

房速与窦性心动过速鉴别：心动过速突然发作或终止、3～4 跳"温醒"或"冷却"现象支持房速的诊断，窦性心动过速常表现为频率逐渐加快或减慢，常发生于 30 s 至数分钟内。

六、起源点分布

房速的起源点并非遍布于整个心房，而是有着相对特征性的解剖分布。在右心房内常沿着界嵴、冠状静脉窦、希氏束旁、三尖瓣环及右心耳分布。在左心房，多数起源自肺静脉，少数起源于左心耳和二尖瓣环。

七、治疗

房速合并房室传导阻滞时，心室率通常不太快，不会导致严重的血流动力学障碍，患者通常不会有生命危险，因此无需紧急处理。若心室率达 140 次/min 以上、由洋地黄中毒所致，或有严重充血性心力衰竭或休克征象，应进行紧急治疗。其处理方法如下：

1. 洋地黄中毒引起者

(1) 立即停用洋地黄。

(2) 如血钾水平不高,首选氯化钾口服或静脉滴注氯化钾,同时进行心电图监测,以避免出现高血钾。

(3) 已有高血钾或不能应用氯化钾者,可选用β受体阻滞剂。心室率不快者,仅需停用洋地黄。

2. 非洋地黄引起者

(1) 积极寻找病因、针对病因治疗。

(2) 洋地黄、β受体阻滞剂、非二氢吡啶类钙通道阻滞剂可用于减慢心室率。

(3) 如未能转复窦性心律,可加用Ⅰa、Ⅰc或Ⅲ类抗心律失常药。

(4) 持续性药物治疗无效的房速可考虑作射频消融。

3. 经导管射频消融治疗房速

(1) 适应证:不管房速的机制是异常自律性、触发活动还是微折返,局灶性房速都可以通过导管消融其局灶起源点而得到根治,而且目前已经成为持续性房速尤其是无休止房速的首选治疗方法。对于药物无效或无休止性的房速,尤其在出现心律失常性心肌病时,导管消融其局灶起源点是最佳治疗。

(2) 消融成功率:随着射频导管消融技术的不断发展,导管消融已成为症状显著的局灶性房速患者的首选治疗方法。房速的成功率目前达69%～100%,复发率通常很低,为0～33%。

附:房性心动过速的治疗建议(表3-1)

表3-1 房性心动过速的治疗建议

临床状况	治疗建议
急性期治疗	
1. 复律	
(1) 血流动力学不稳定	直流电复律

续表

临床状况	治疗建议
(2) 血流动力学稳定	腺苷 β受体阻滞剂 维拉帕米、地尔硫卓 普鲁卡因胺 氟卡尼、普罗帕酮 胺碘酮、索他洛尔
2. 室率控制(排除洋地黄中毒)	β受体阻滞剂 维拉帕米、地尔硫卓
预防性治疗	
1. 反复发作症状性房速	导管消融 β受体阻滞剂、钙通道拮抗剂 丙吡胺 氟卡尼、普罗帕酮 胺碘酮、索他洛尔
2. 症状性或无症状性无休止房速	导管消融
3. 非持续性或无症状性房速	可以不处理

（朱梦云）

第六节　快速性心房颤动的处理

快速性心房颤动，多为阵发性心房颤动(房颤)，是由于多重折返子波引起间歇性快速而不规则的心房节律，是起搏点在心房的异位性心动过速。发作时心房发生350～600次/min不规则的冲动，引起不协调的心房乱颤。房室传导系统仅能接受部分心房兴奋的传导。部分阵发性房颤时心室搏动快而不规则，在120～180

次/min之间。阵发性房颤是成人最常见的心律失常之一。阵发性房颤经过反复发作可转变为持久性房颤。

一、病因

快速性心房颤动绝大多数发生在有器质性心脏病的患者，其中以风湿性二尖瓣病变、冠心病和高心病最为常见。亦可见于原发性心肌病、甲状腺功能亢进、慢性缩窄性心包炎和其他病因的心脏病。低温麻醉、胸腔和心脏手术后、急性感染及脑血管意外也可引起，少数可发生在洋地黄类药物中毒及转移性肿瘤侵及心脏时。部分长时间阵发或持久性房颤患者，并无器质性心脏病的证据，又称为特发性房颤。

二、发病机制

1. *自律性局灶触发*　心房内一个异位起搏点以高频率反复发出冲动，发出的冲动如有规律，即形成房扑；如发出的冲动不规则，或心房内多个异位起搏点同时活动，互相竞争，则形成房颤。

2. *环行运动或多处微型折返学说*　由于生理或病理原因使心房肌不应期长短差别显著时，冲动在房内传导可呈规则或不规则的微型环形折返，分别引起房扑和房颤。

目前多数学者认为，上述两种学说可能都不能单独圆满解释房颤的发生机理。最可能的原因是，心房内一个或几个异位起搏点产生的冲动，在心房内传布过程中发生多处微型折返所致。也有学者认为在心房的任何部位有多源的大折返环分裂成子环，不规则传向心室所致。

三、临床表现

1. *症状*　可有心悸、胸闷与惊慌。心室率接近正常且无器质性心脏病的患者，可无明显症状。但发生在有器质性心脏病的患者，尤其是心室率快而心功能较差时，可使心搏量明显降低、冠脉循环及脑部血供减少，导致急性心力衰竭、休克、昏厥或心绞痛发作。风心病二尖瓣狭窄患者，大多在并发房扑或房颤后，劳动耐量明显降低，并发生心力衰竭，严重者可引起急性肺水肿。房扑或房颤发生后还易引起房内血栓形成，部分血栓脱落可引起体循环动脉栓塞，临床上以脑栓塞最为常见，常导致死亡或病残。

2. 体征　房颤主要是心律完全不规则，心音强弱不等；心室率多快速，可达 120～180 次/min。当心室率低于 90 次/min 或高于 150 次/min 时，节律不规则可不明显。排血量少的心搏不能引起桡动脉搏动，因而产生脉搏短绌(脉搏次数少于心搏次数)，心率愈快则脉短绌愈明显。

四、辅助检查

心电图特点：P 波消失，代之以连续、不规则的房颤波，在Ⅱ、Ⅲ、aVF 或 V3R、V1、V2 导联上比较清楚。心房冲动接连多次在房室交接处组织内隐匿性传导(心房冲动受阻于房室交界处组织，下一次冲动到达时交界处组织仍处于不应期，发生一次传导障碍)，使心室律绝对不规则，心室率可达 120～180 次/min。QRS 波群大多与窦性心律时的相同；伴频率依赖性心室内传导改变时，QRS 波群可以畸形。

房颤波可粗可细，有时在 V1 导联上可见到粗而较规则的颤动波，又称为心房扑动颤动或不纯扑动。颤动波也可细到在大多数导联上看不清的程度，必须根据 R－R 间距完全不规则及部分导联中的房颤波作出诊断。

房颤伴完全性房室传导阻滞时，心室率慢而规则；伴加速的自主节律呈房室分离时，心室率快而规则。二者均为洋地黄毒性反应时较常见的心律失常。

房颤发生在预激综合征患者时，QRS 波群可畸形、增宽，且心室率常增快达 200 次/min 以上。原有束支传导阻滞的患者，QRS

波群与窦性心律时的一样增宽。

五、诊断及鉴别诊断

1. 阵发性房颤应与其他不规则的心律失常鉴别　如频发早搏、室上性心动过速或房扑伴有不规则房室传导阻滞等。心电图检查可以作出诊断。阵发性房颤伴完全性束支传导阻滞或预激综合征时，心电图表现酷似室性心动过速。仔细辨认房颤波，以及R－R间距的明显不规则性，有利于确诊房颤。

2. 阵发性房颤伴频率依赖性心室内传导改变与室性异位搏动的鉴别　个别QRS波群畸形有时难以作出鉴别。下列各点有利于室性异位搏动的诊断：畸形的QRS波群与前一次心搏有固定配对间距，其后且有较长间歇；V1单相或双相型QRS（非rSR′型）波群，V5QS或rS型QRS波群。以下各点有利于频率依赖性心室内传导改变的诊断：心室率偏快，畸形的QRS波群与前一次心搏无固定间距，大多为一个较长的R－R间距后第一个提早的QRS波群，其后无长间歇；V1呈rSR′型QRS波群，V6中有小Q波；同一导联上可见不同程度的QRS波群增宽。

六、治疗

除病因和诱因治疗外，应考虑心律失常发作时心室率的控制和心律失常的转复、以及预防复发的措施。

1. 控制心室率　发作时心室率不快且无症状的房颤患者，可以不予以治疗。发作时心室率快的，宜按心率增快和影响循环功能的程度，选用β受体阻滞剂、维拉帕米或洋地黄类药物。有器质性心脏病基础者，尤其是合并心功能不全时，首选洋地黄类药物静脉给药，房扑大多先转为房颤，于继续用或停用洋地黄类药物过程中，可能恢复窦性心律。少数房颤患者经上述治疗后，心律也可转复为窦性。合并预激综合征的房颤，尤其是QRS综合波增宽畸形的不宜用上述药物治疗。病窦综合征合并房颤短阵发作时，宜在起搏治疗的基础上进行上述药物治疗。

2. 转复心律

(1) 复律的指征：及时转复为窦性心律，可恢复心房辅助心室充盈的作用，从而增加心搏量，改善心脏功能；其次尚可防止心房内血栓形成和栓塞现象。下列情况可考虑复律：① 基本病因去除后房颤持续存在，如甲状腺功能亢进、二尖瓣病变手术后；② 由于房颤的出现使心力衰竭加重而用洋地黄类制剂疗效欠佳者；③ 有动脉栓塞史者；④ 房颤持续一年以内，心脏扩大并不显著且无严重心脏病损者；⑤ 房颤伴肥厚型心肌病者。

下列情况不宜复律：① 房颤持续一年以上，且病因未去除者；② 房颤伴严重二尖瓣关闭不全，且左房巨大者；③ 房颤心室率缓慢者(非药物影响)；④ 合并病窦综合征的阵发性房颤；⑤ 复律后难以维持窦性心律者。

(2) 复律的方法：

1) 同步直流电复律：房扑电复律所需的电功率低，电转复成功率亦高，且危险性较奎尼丁转复的小，有条件者宜首先选用。

2) 药物复律：常用胺碘酮，先每 6～8 小时 0.2 g，一般口服 7～10 天未能转复时停药。转复为窦性心律后改为维持量(0.2 g，1～2 次/d)长期服用。服药期间严密观察心率、心律、血压、QRS 时限和 QT 间期，出现明显心动过缓和(或)QT 间期明显延长者，立即停药。心室率过快者，可予胺碘酮静脉注射，可先注射 75～150 mg，继以静脉滴注维持。长期服用维持量期间尚需严密观察甲状腺功能、肺部纤维性肺炎等严重不良作用。用普罗帕酮复律时，一般每 6 h 口服一次，每次 150～200 mg，复律成功后逐渐减量长期服用。如服药一周未能转复则建议停药。本药急性房颤复律尚有效，对慢性房颤复律效果差。此外还可考虑给予索他洛尔等Ⅲ类药物复律及维持窦律。

3. 抗凝治疗　抗凝治疗是房颤治疗的基石。因发生房颤时，出现脑卒中及体循环栓塞的危险较无房颤者高 5 倍以上。因而必须积极抗凝治疗。目前最有效的药物仍然是华法林，可使78%的患者免于脑卒中。但华法林的治疗窗口窄，需在监测INR的指导下调整剂量，以维持INR于2～3之间（其中2.0～2.5之间为最佳）。近年来出现了新型的口服抗凝剂，以抗Ⅹa因子的利伐沙班及抗Ⅱa因子的达比加群为代表。这两种新药均不需监测INR，但费用均较为高昂，目前难以普及。

此外，急性期或临时情况下（如外科手术前过渡），可以注射低分子肝素或者肝素以抗凝。

七、预防复发

房颤反复发作，用药物或电转复后，需长期口服奎尼丁、普罗帕酮、胺碘酮等药物维持。病因未去除者复发率较高。对于无器质性心脏疾病，或心脏基础疾病较为轻微者，可以考虑导管消融治疗房颤。对于阵发性、特发性房颤（又称孤立性房颤），导管消融的近期成功率为80%～90%，远期（5年以上）成功率也可达70%左右。

（朱梦云）

第七节　心源性休克处理

心源性休克是指由于心脏功能极度减退，导致心输出量显著减少并引起严重的急性周围循环衰竭的一种综合征。其病因以急性心肌梗死最多见，严重心肌炎、心肌病、心包填塞、严重心律失常或慢性心力衰竭终末期等均可导致本症。

一、临床表现

1. 休克表现

(1) 休克早期常表现为烦躁不安、恐惧和精神紧张，但神志清醒、面色或皮肤稍苍白或轻度发绀、肢端湿冷、大汗、心率增快。血压正常甚至可轻度增高或稍低，脉压变小，尿量稍减。

(2) 休克期表情淡漠，皮肤湿冷，呈大理石样花纹，脉搏细速，血压明显下降，尿量减少。

(3) 休克晚期可出现弥散性血管内凝血和多脏器功能衰竭症状。如皮肤黏膜和内脏广泛出血，急性肾、肝、脑衰竭表现，少尿或无尿，进行性呼吸困难，吸氧不能缓解，呼吸浅速及急性呼吸窘迫综合征表现；脑功能障碍可引起昏迷、抽搐、呼吸抑制等；肝功能衰竭可有黄疸、肝功能损害和出血倾向。

2. 原发疾病的相关表现

(1) 心肌梗死患者一般有胸骨后疼痛、休克多发生在心梗24 h内。

(2) 肺栓塞患者有剧烈胸痛、咳嗽、咯血、气急等。

(3) 心脏压塞引起者有低血压、脉压减小、奇脉、心音遥远、心率快、肝颈静脉回流征阳性。

二、辅助检查

1. 实验室检查

(1) 血常规：血红细胞比容和血红蛋白增高提示血液浓缩，并发弥散性血管内凝血时血小板计数降低，出凝血时间延长。

(2) 尿常规：见蛋白尿，红细胞和管型，尿比重固定。

(3) 血生化：心肌梗死时有心肌酶学及心肌肌钙蛋白异常；血尿素氮和肌酐升高；血清电解质、酸碱平衡紊乱；血乳酸增加等。

2. 特殊检查

(1) 心电图：心肌梗死时心电图检查有特异性改变及演变规律，恶性心律失常心电图检查可见相应表现。

(2) 影像学检查：胸片、冠状动脉造影及选择性心室造影，可明确病变血管、心脏大小、心脏功能；超声心动图可发现心脏室壁运动、瓣膜和心包的异常等。

三、诊断与鉴别诊断

1. 诊断

(1) 有急性心肌梗死、急性心肌炎、原发或继发性心肌病、严重的恶性心律失常、具有心肌毒性的药物中毒、急性心脏压塞以及心脏手术等病史。

(2) 有休克各期的临床表现和体征。

(3) 血流动力学监测提示：① 平均动脉压<8 kPa(60 mmHg)；② 中心静脉压正常或偏高；③ 左室舒张末期充盈压或肺毛细血管楔嵌压升高；④ 心输出量极度低下。

2. 鉴别诊断

(1) 低血容量性休克：多由急性血容量降低如出血、外科创伤、糖尿病酮症酸中毒或非酮症性高渗性昏迷、急性出血性胰腺炎等引起。除休克的临床表现外还可以有脱水和/或明显贫血，有胸、腹痛和胸、腹腔积血等的体征。

(2) 感染性休克：各种严重的感染都有可能引起休克，常见的为：① 中毒性细菌性痢疾，多见于儿童，休克可能出现在肠道症状之前，需肛门拭子取粪便检查和培养以确诊；② 肺炎双球菌性肺炎，也可能在出现呼吸道症状前即发生休克。需根据胸部体征和胸部 X 线检查来确诊；③ 流行性出血热，为引起感染性休克的重要疾病；④ 暴发型脑膜炎双球菌败血症，以儿童多见，严重休克是本病特征之一；⑤ 中毒性休克综合征，为葡萄球菌感染所致，多见于年轻妇女月经期使用阴道塞，导致葡萄球菌繁殖、毒素吸收；亦见于儿童皮肤和软组织葡萄球菌感染。

(3) 过敏性休克：凡在接受(尤其是注射后)抗原性物质或某种药物，或蜂类等叮咬后立即发生全身反应及休克表现，而又难以药品本身的药理作用解释时，应考虑本病的可能。

四、治疗

1. 病因治疗　病因治疗是心源性休克能否逆转的关键措施。

(1) 急性心肌梗死施行紧急 PCI 或 CABG。

(2) 快速心律失常所致心源性休克药物治疗无效者，应立即以同步直流电电击复律或电除颤。

(3) 极度心动过缓所致心源性休克，药物治疗无效者，宜安置人工心脏起搏器。

(4) 乳头肌断裂或室间隔穿孔者应尽早进行外科修补。

(5) 急性心包填塞者应立即心包穿刺减压等。

2. 维持生命功能的对症治疗

(1) 绝对卧床休息，有效止痛，由急性心肌梗死所致者可给予吗啡 3～5 mg 或哌替啶(杜冷丁)50 mg，静注或皮下注射。

(2) 建立有效的静脉通道，必要时行深静脉插管。留置导尿管监测尿量。持续心电、血压、血氧饱和度监测，血流动力学监测(肺动脉漂浮导管，Swan-Ganz 导管)。

(3) 氧疗：持续吸氧，氧流量一般为 4～6 L/min，必要时气管插管或气管切开，人工呼吸机辅助呼吸。

(4) 补充血容量：首选低分子右旋糖酐 250～500 mL 静滴，或 0.9%氯化钠液、平衡液 500 mL 静滴，最好在血流动力学监护下补液，前 20 min 内快速补液 100 mL，如中心静脉压上升不超过 0.2 kPa(1.5 mmHg)，可继续补液直至休克改善，或输液总量达 500～750 mL。无血流动力学监护条件者可参照以下指标进行判断：诉口渴，外周静脉充盈不良，尿量＜30 mL/h，尿比重＞1.02，中心静脉压＜0.8 kPa(6 mmHg)，则表明血容量不足。

(5) 正性肌力药物在心源性休克药物治疗中居于核心地位：

1) 多巴胺(4～5)μg/(kg · min)具有选择性血管扩张作用，增加肾小球滤过率。在(5～10)μg/(kg · min)剂量时，多巴胺增强心肌收缩力，而在 10 μg/(kg · min)以上时，主要是血管收缩作用。

2) 去甲肾上腺素可以用于对多巴胺无反应的心源性休克，是心源性休克时血管收缩剂的第一选择。静脉输注一般(0.1～1)μg/(kg · min)。

3）多巴酚丁胺起始剂量范围是(2～3)μg/(kg·min)，在 2.5～10 μg/(kg·min)剂量范围内，存在剂量效应线性关系。如果患者已经应用β受体阻滞剂治疗，则多巴酚丁胺有时需要更高的剂量。

4）左西孟旦在对去甲肾上腺素、多巴酚丁胺反应不佳的患者中，加用左西孟旦能够在几小时内显著改善血流动力学，起始以(6～12)μg/kg 负荷剂量静注 10 min，而后以(0.05～0.2)μg/(kg·min)的剂量滴注，维持 24 h。

5）磷酸二酯酶Ⅲ抑制剂的代表药物是米力农(0.375～0.75)μg/kg/min。可与多巴酚丁胺联合应用，在严重的低血压状态下，磷酸二酯酶Ⅲ抑制剂应当避免首剂应用。

6）洋地黄制剂：一般在急性心肌梗死的 24 h 内，尤其是 6 h 内应尽量避免使用洋地黄制剂，在经上述处理休克无改善时可酌情使用西地兰 0.2～0.4 mg，静注。

(6) 血管扩张剂的使用：根据血流动力学资料选择。

1）肺充血而心输出量正常，肺毛细血管嵌顿压＞2.4 kPa (18 mmHg)，而心脏指数＞2.2 L/(min·m^2)时，宜选用静脉扩张剂，如硝酸甘油 15～30 μg/min 静滴或泵入，并可适当利尿。

2）心输出量低且周围灌注不足，但无肺充血，即心脏指数＜2.2 L/(min·m^2)，肺毛细血管嵌顿压＜2.4 kPa(18 mmHg)而肢端湿冷时，宜选用动脉扩张剂，如酚妥拉明 100～300 μg/min 静滴或泵入，必要时增至 1 000～2 000 μg/min。

3）心输出量低且有肺充血及外周血管痉挛，即心脏指数＜2.2 L/(min·m^2)，肺毛细血管嵌顿压＞2.4 kPa(18 mmHg)而肢端湿冷时，宜选用硝普钠，10 μg/min 开始，每 5 min 增加 5～10 μg/min，常用量为 40～160 μg/min。

(7) 机械循环辅助装置治疗：

1）主动脉内球囊反搏：主动脉内球囊反搏(IABP)是急性心肌梗死并发心源性休克治疗时目前最常用的辅助循环装置，需联合冠状动脉血运重建治疗以迅速开通梗死相关动脉，恢复心肌再灌注，是药物治疗无效的心源性休克患者的Ⅰ类推荐指征。

并发机械性并发症时（例如乳头肌断裂或室间隔穿孔等），IABP是冠状动脉造影和修补手术及血管重建术前的一项重要治疗。

IABP也是顽固性室性心动过速伴血流动力学不稳定、梗死后难治性心绞痛患者冠状动脉血运重建前的一种治疗措施。

2）心室辅助装置：急性心肌梗死并发心源性休克时，心室辅助装置可作为成功血运重建术的紧急有效的"桥梁"。

（8）其他治疗：

1）纠正酸中毒：血管活性药物在酸性环境下（pH<7.3）均不能发挥应有作用，常用5%碳酸氢钠或克分子乳酸钠。

2）激素应用：早期（休克4～6 h内）可尽早使用糖皮质激素。

3）纳洛酮：首剂0.4～0.8 mg，静注，必要时2～4 h后重复0.4 mg，继以1.2 mg置于500 mL液体内静滴。

4）心肌保护：1、6-二磷酸果糖5～10 g/天。

五、防治并发症

1. 呼吸衰竭　包括持续氧疗，适当应用呼吸兴奋剂，如尼可刹米（可拉明）0.375 g或洛贝林（山梗菜碱）3～6 mg静注。

2. 急性肾衰竭　注意纠正水、电解质紊乱及酸碱失衡，及时补充血容量，酌情使用利尿剂如呋塞米20～40 mg静注，必要时血液透析、血液滤过或腹膜透析。

3. 保护脑功能　酌情使用脱水剂及糖皮质激素。

4. 防治弥散性血管内凝血（DIC）　休克早期应积极应用低分子右旋糖酐、阿司匹林、双嘧达莫等抗血小板及改善微循环药物，有DIC早期指征时应尽早使用肝素抗凝，首剂3 000～6 000 U静注，后续以500～1 000 U/h静滴，监测凝血时间调整用量，后期适当补充消耗的凝血因子，对有栓塞表现者可酌情使用溶栓药如小剂量尿激酶（25万～50万U）或链激酶。

（顾水明）

第八节　病态窦房结综合征的处理

病态窦房结综合征简称病窦综合征，是指由于窦房结及其邻近组织病变导致起搏功能和(或)传导功能障碍，而出现窦性心动过缓、窦性停搏和窦房阻滞等缓慢型心律失常，进而导致心、脑、肾等器官供血不足引起一系列临床表现的综合征。冠心病、窦房结退行性病变及纤维化是其常见病因，心肌病、心肌炎、心包炎、风湿活动、外伤或手术等累及窦房结也可导致本病。

一、临床表现

主要表现为脑、心、肾等器官急性或慢性供血不足。

1. *神经系统表现*　轻者可有头晕、乏力，失眠、记忆力减退、性格改变、四肢麻木、反应迟钝等。重者可出现黑矇、眩晕、一过性失语、晕厥甚至抽搐(阿-斯综合征)。

2. *循环系统表现*　可有心悸、胸闷、气短等症状。重者出现心绞痛、心衰加重、心脏骤停甚至猝死。

3. *肾脏表现*　相对少见。初期为多尿、夜尿多，随着病情进展可能出现少尿、蛋白尿、氮质血症等。

二、辅助检查

1. *典型心电图表现*

(1) 窦性心动过缓≤40 次/min，持续≥1 min。

(2) Ⅱ度Ⅱ型窦房阻滞。

(3) 窦性停搏＞3 s。

(4) 窦性心动过缓伴短暂心房颤动、心房扑动、室上性心动过速，发作终止时窦性搏动恢复时间＞2 s。

2. *可疑心电图表现*

(1) 窦性心动过缓≤50 次/min，但未达上述标准。

(2) 窦性心动过缓≤60 次/min,在运动、发热、剧痛时心率明显少于正常反应。

(3) 间歇或持续出现Ⅱ度Ⅰ型窦房阻滞,交界性逸搏心律。

(4) 显著窦性心律不齐,P-P 间期多次超过 2 s。

3. 可疑动态心电图表现

(1) 24 h 总心搏数<80 000 次。

(2) 24 h 平均窦性心率<55 次/min。

(3) 最高窦性心率<90 次/min。

(4) 频发的窦性停搏或窦房阻滞。

(5) 阵发性心房扑动或心房颤动终止后有>2 s 的窦性停搏,复律后为显著性窦性心动过缓等。此外,若较长时间的窦性停搏后无交界性逸搏与交界性逸搏心律发生,或交界性逸搏周期大于 2 s,交界性逸搏心律的频率小于 35 次/min 应考虑窦房结与房室结双结病变可能。

4. 窦房结功能检查

(1) 运动试验:

1) 患者在 30 s 内下蹲 15～20 次后或在床上仰卧起坐 10 min,心率<90 次/min 时为窦房结功能不良。

2) 平板运动试验时,心率不达标,或出现交界性逸搏心律,或出现Ⅱ度窦房阻滞,或原有Ⅱ度窦房阻滞而不能因运动而消失者应视为阳性即窦房结功能不良。

(2) 阿托品试验:静推阿托品(0.03 mg/kg 或 1～2 mg)后,观察 20 min,若最高窦性心率<90 次/min,或用药后窦性心率增加之前出现交界性心律为阳性,提示窦房结功能不良。

(3) 异丙肾上腺素试验:静脉点滴异丙肾上腺素 1～3 μg/min 30 s,观察用药后 30 s 内心电情况,若最高窦性心率<90 次/min,或窦性心率增加<25%,提示窦房结功能不良。

(4) 固有心率的测定:在连续心电监测下,静脉注射普萘洛尔 0.2 mg/kg(速度 1～2 mg/min),10 min 后再给予阿托品 0.04 mg/

kg(速度 1 mg/min),计算给药后 30 min 内最高而持续稳定的心率即为固有心率,若≤80 次/min 可诊断病窦综合征。

(5) 食道调搏及电生理检查:若窦房结恢复时间(SNRT)>2 000 ms,校正的窦房结恢复时间(CSNRT)>800 ms,窦房传导时间(SACT)>150 ms,支持病窦综合征的诊断,但阴性不能排除病窦综合征的诊断。阻滞自主神经后重复测定 SNRT 及 SACT,可提高诊断的敏感性及准确性。

三、诊断及鉴别诊断

1. 诊断　符合典型心电图表现中的一项和(或)合并临床症状即可确诊,可疑心电图或动态心电图表现可进一步行窦房结功能检查以确诊。

2. 鉴别诊断

(1) 病态窦房结综合征与药物、迷走神经张力增高的窦性心动过缓、窦性停搏、窦房传导阻滞等鉴别,后三种异常经停用药物或降低迷走神经张力,窦性心律失常可以很快消失。

(2) 病态窦房结综合征中的心动过缓-心动过速综合征,应与变异性快-慢综合征相鉴别,Washington 首先提出,一种由房性期前收缩未下传导致的心动过缓与短阵心房颤动或心房扑动的组合,在心电图上表现为快-慢综合征。

四、治疗

无症状者可定期随访,密切观察病情。

1. 一般治疗　停用非必需的可能减慢心率的药物。

2. 病因治疗　纠正电解质紊乱。冠心病者予改善心肌血供、减轻心肌缺血的药物(必要时行介入或手术治疗);急性心肌炎、风湿热引起者给予激素及心肌营养药物或抗风湿治疗等。

3. 提高心率的药物治疗

(1) 阿托品:口服 0.3～0.6 mg,每日 1～3 次。极量是每次

1 mg，每日 3 次。

静脉注射 0.5～1 mg/次，根据需要可 1～2 h 一次，最大用量为 2 mg。

(2) 异丙肾上腺素：舌下含服 5～10 mg，每 3～4 h 一次。静注 0.1～0.2 mg/次，或以 0.5～2 mg 加入 250～500 mL 液体中，以 1～2 μg/min 速度静滴。

4. 心脏起搏治疗　有血流动力学障碍症状明显的病态窦房结综合征应及早给予临时性或永久性心脏起搏治疗。

(1) 病态窦房结综合征永久性起搏的适应证(参见中华医学会心电生理和起搏分会植入性器械工作组病态窦房结综合征永久性起搏治疗适应证)。

(2) 病态窦房结综合征的临时性起搏治疗。

可逆性原因或引起病窦综合征的诱因近期内可能治愈，而患者又有其他严重症状的心动过缓如：

1) 急性心肌炎心动过缓引起晕厥或阿斯综合征，用药难以奏效者。

2) 急性心肌梗死损伤窦房结，严重的窦性心动过缓，有明显症状且药物疗效不满意者或不适合药物治疗者。

3) 药物中毒或电解质紊乱引起的窦房结功能障碍，临床上出现晕厥而药物治疗不能紧急排除者。

5. 中医治疗　病窦综合征属于中医的心悸、胸痹、眩晕、厥证等，用中医治疗对于缓解病情有一定疗效。

(顾水明)

第九节　房室传导阻滞的处理

房室传导阻滞指房室传导系统某个部位(或多个部位)由于相

对不应期和(或)绝对不应期异常延长所致,使激动自心房向心室传导中出现传导延缓和(或)传导中断现象。分为不完全性和完全性两类。前者包括Ⅰ度和Ⅱ度房室传导阻滞,后者又称Ⅲ度房室传导阻滞,Ⅲ度房室传导阻滞都是器质性心脏病所致,如先天性心脏病、急性心肌梗死、心肌病、心肌炎、洋地黄中毒等。

一、临床表现

1. Ⅰ度房室传导阻滞　多无症状,如果P-R间期明显延长,可有乏力、头晕、胸闷和活动后气急等表现。听诊可有第一心音减弱、二尖瓣收缩期杂音等。

2. Ⅱ度房室传导阻滞　根据心室下传的比例,症状不一,偶尔不下传者可无症状,部分患者可有心悸;Ⅱ度Ⅱ型者可有头晕、黑矇、晕厥以及胸闷、气急等。听诊可有第一心音随P-R间期的改变增强或减弱或者间歇性停搏。

3. Ⅲ度房室传导阻滞　大多数患者有症状,如头晕、黑矇、晕厥以及胸闷、胸痛、气急甚至发生阿-斯综合征,严重者可猝死或发生休克。听诊可有心率减慢、第一心音增强,有时可以听到大炮音。

二、辅助检查

心电图表现:

1. Ⅰ度房室传导阻滞　① P-R>0.20s;② 每个P波后,均有QRS波群。

2. Ⅱ度房室传导阻滞　部分心房激动不能传至心室,一些P波后没有QRS波群,房室传导比例可能是2∶1,3∶2,4∶3……。

(1) Ⅱ度Ⅰ型传导阻滞(文氏现象):① P-R间期逐渐延长,直至P波受阻与心室脱漏;② R-R间期逐渐缩短,直至P波受阻;③ 包含受阻P波的R-R间期比两个P-P间期之和为短。

(2) Ⅱ度Ⅱ型房室传导阻滞(莫氏Ⅱ型):① P-R间期固定,可正常或延长;② QRS波群有间隙性脱漏,阻滞程度可经常变化,可为1∶1,2∶1,3∶1,3∶2,4∶3等,下传的QRS波群多呈束支传导阻滞图形。

3. 高度房室传导阻滞　Ⅱ度Ⅱ型房室传导阻滞中,房室呈3∶1或3∶1以上比例的,称为高度房室传导阻滞。

Ⅰ度和Ⅱ度Ⅰ型房室传导阻滞,阻滞部位多在房室结,其QRS波群不增宽;Ⅱ度Ⅱ型房室传导阻滞,其阻滞部位多在希氏束以下,此时QRS波群常增宽。

4. Ⅲ度房室传导阻滞:

(1) P波与QRS波群无关。

(2) 心房速率比心室速率快,心房心律可能为窦性或起源于异位。

(3) 心室心律由交界区或心室自主起搏点维持。

(4) 心房颤动合并Ⅲ度房室传导阻滞,出现缓慢而匀齐的QRS波,为室性逸博心率,频率<45次/min。

三、诊断及鉴别诊断

1. 诊断　符合典型心电图表现和(或)合并临床症状即可确诊并进行分型。

2. 鉴别诊断

(1) 大多数具有正常房室传导功能的人,快速性心房起搏可诱发文氏型房室阻滞应注意与病理性房室传导阻滞鉴别。

(2) 迷走神经张力的影响和临床上许多药物如洋地黄类药物、钙离子拮抗剂,以及中枢和外周交感神经阻滞剂等,均可引起房室传导阻滞应注意与病理性房室传导阻滞鉴别。

(3) 急性下壁心肌梗死伴房室传导阻滞常呈现间歇性特征,QRS形态正常,数日后可消失。

四、治疗

多数Ⅰ度与Ⅱ度Ⅰ型房室传导阻滞预后好,可定期随访,密切观察病情，无需特殊处理。

1. 病因治疗　解除迷走神经过高张力、停用有关药物、纠正电解质失调等。急性心肌炎、心脏直视手术损伤或急性心肌梗死引起的房室传导阻滞，可试用肾上腺皮质激素治疗。

2. 增快心率和促进传导药物治疗

(1) 麻黄碱：该品兴奋心脏，使心肌收缩力加强，心率加快，心排出量增加，但较肾上腺素弱。麻黄碱口服，0.03 g，3～4 次/天。

(2) 异丙肾上腺素：可以一定浓度的异丙肾上腺素溶液连续静脉滴注，使心室率维持在 60～70 次/min；过量可明显增快房率而使房室阻滞加重，并导致严重室性异位心律。

(3) 阿托品：每 4 h 口服 0.3 mg，必要时肌肉或静脉注射，每 4～6 h 0.5～1.0 mg。阿托品有加速房室传导纠正文氏现象的作用，但也可加速心房率，使Ⅱ度房室传导阻滞加重，对Ⅱ度Ⅱ型房室传导阻滞不利。

(4) 碱性药物：碳酸氢钠或乳酸钠可以改善心肌细胞应激性、促进传导系统心肌细胞对拟交感神经药物反应，适用于高血钾或伴酸中毒时。

3. 人工心脏起搏治疗　Ⅱ度Ⅱ型与Ⅲ度房室传导阻滞如心室率明显缓慢、有血流动力学障碍者，症状明显，应及早给予临时性或永久性心脏起搏治疗。

(1) 房室传导阻滞的永久起搏治疗适应证(见中华医学会心电生理和起搏分会植入性器械工作组房室传导阻滞的永久性起搏治疗适应证)。

(2) 房室传导阻滞临时起搏治疗：可逆性原因或引起房室传导阻滞的诱因近期内可能治愈，而患者又有其他严重症状的心动过缓如：

1) 急性心肌炎心室率缓慢并影响血流动力状态的Ⅱ～Ⅲ度房室传导阻滞，用药难以奏效者。

2) 急性心肌梗死心室率缓慢并影响血流动力状态的Ⅱ～Ⅲ

度房室传导阻滞药物疗效不满意或者不适合药物治疗者。

3）药物中毒或电解质紊乱引起的心室率缓慢并影响血流动力状态的Ⅱ～Ⅲ度房室传导阻滞，药物不能紧急排除者。

4. 中医中药治疗　房室传导阻滞属中医“心悸病”范畴，用中医治疗对于缓解病情有一定疗效。

（顾水明）

第十节　心源性晕厥及阿-斯综合征的处理

一、定义

阿-斯综合征即心源性脑缺血综合征，是指突然发作的严重的、致命的缓慢性和快速性心律失常或心肺器质性疾病导致心排出量在短时间内锐减，产生严重脑缺血、神志丧失和心源性晕厥等症状。心源性晕厥为最严重的晕厥类型，可为猝死先兆。

二、临床表现

阿-斯综合征最突出的表现为突然晕厥，其轻者只有眩晕、短暂意识丧失，重者意识完全丧失。常伴有抽搐及大小便失禁、面色苍白，进而青紫，可有鼾声及喘息性呼吸，有时可见陈施氏呼吸。

三、诊断

1. 病史　可靠的病史采集对心源性晕厥的诊断有提示作用。应详细询问：① 患者是否有心脏病史或晕厥、猝死的家族史；② 患者使用药物的情况。包括心律失常药物、抗高血压药物以及喹诺酮类药物的使用等；③ 晕厥发作的频率情况；④ 发作的诱因。劳力后晕厥多提示肥厚梗阻型心肌病或严重的主动脉瓣狭窄等病因;⑤ 发作的先兆症状、恢复后症状和持续时间。心律失常引起的晕厥最为突然,大面积心肌梗死引起的晕厥伴有剧烈胸痛,肺栓塞引起的晕厥伴有呼吸系统症状。

2. 体格检查 很少有在晕厥发作期进行体格检查的机会。发作间隙,详细的体格检查可有助于某些疾病的诊断。主动脉瓣区粗糙的喷射性杂音高度提示患者主动脉瓣狭窄,胸骨左缘 2～3 肋间收缩期杂音提示肥厚梗阻型心肌病诊断,左房黏液瘤可出现随体位变化而发生改变的舒张期隆隆样杂音。

3. 实验室和辅助检查

(1) 血液生化检查:严重贫血、电解质紊乱、心肌梗死诊断可能从该检查中获得帮助。

(2) 心电图:心律失常所致的晕厥通常能通过心电图获得某些诊断线索。Q－T 间期延长提示长 Q－T 间期综合征,短 P－R 间期伴 Δ 波提示 WPW 综合征,右束支传导阻滞图形伴 J 波常提示 Brugada 综合征,成组导联的 ST 段抬高提示心肌梗死,高度或Ⅲ度房室传导阻滞提示心动过缓导致的晕厥,完全或不完全性右束支传导阻滞,伴右胸导联的 T 波倒置以及 QRS 波的终末切迹(Epsilon 波)提示致心律失常性右室发育不良。

(3) 动态心电监测(Holter):对心律失常导致晕厥的诊断有一定的参考价值。

(4) 超声心动图:心脏结构性异常疾患常通过此项检查获得诊断。

(5) 植入性事件记录仪:现已有可植入性事件记录仪,可使用 18～24 个月,识别并记录长达 42min 的心电图。该仪器价格昂贵,建议用于高度怀疑心律失常导致的虽不频繁但有反复发作的晕厥患者。

(6) 电生理检查:对晕厥患者,电生理检查可提供重要的诊断和预后信息。在进行电生理检查的原因不明的晕厥患者中大约 30％可得到阳性发现和意向性诊断。需要指出的是电生理检查结果正常不能完全除外心律失常作为晕厥的原因。下列情况，电生理检查结果可作为诊断：① 窦性心动过缓，校正的窦房结恢复时间延长；② 双束支传导阻滞，伴有：基础 H－V 间期≥100 ms，心房顺序起搏时出现Ⅱ度或Ⅲ度希氏束－浦肯野纤维传导阻滞；③ 诱发出持续性单形性室性心动过速；④ 诱发出快速室上性心动过速伴有血压降低及自发症状。

4. 病因诊断　由于该征导致的后果极其严重，所以寻找心源性晕厥的病因并给予及时处理非常重要。

【心律失常】

(1) 快速型心律失常：因快速型心律失常而导致心源性晕厥发作，多见于器质性心脏病者。

1) 室性快速型心律失常：

① 室性心动过速：室速引起晕厥发作者主要见于心室率快且有器质性心脏病致心排出量急剧下降者。

A. 单形性室速：(a) 持续单形性室速；(b) 非持续单形性室速；(c) 特殊类型的单形性室速，如右室发育不良性室速、束支折返性室速等。通常良性特发性室速、并行心律性室速和加速性室性自主节律不会引起晕厥发作。

B. 多形性室速：(a) Q－T 间期延长的多形性室速，包括先天性和获得性两类。前者见于 Jervell-Lange-Nielsen 综合征和 Ward-Romano 综合征；后者见于低血钾、低血镁或延长心肌复极的药物，如抗心律失常药、三环类抗抑郁药、锑剂及有机磷等灭虫剂等，也见于缓慢性心律失常、中枢神经系统病变及自主神经功能紊乱和各种心脏病引起的心肌病变。(b) Q－T 间期正常的多形性室速，包括缺血性多形性室速和联律间期极短的多形性室速。部分多形性室速发作时心室率极快，类似于室扑室颤，故常伴心源性晕厥。

② 心室扑动、心室颤动：见于各种器质性心脏病、使用抗心律失常药物过程中、预激征合并房颤者、严重电解质紊乱、触电、雷击

等，为极重型心律失常。两者对血流动力学影响均等于心室停搏。一旦出现，患者迅速出现阿-斯综合征。

2）室上性快速型心律失常：

① 阵发性室上性心动过速：通常不致发生心源性晕厥。当心室率超过 200 次/min 且伴有器质性心脏病时则可有晕厥发生。

② 心房扑动和心房颤动：心室率极快且有基础心脏病者也可有晕厥发作。

③ 预激综合征参与的快速型室上性心律失常：反向型房室折返性心动过速，多条旁路所致房室折返性心动过速，房室结折返型心动过速经旁路下传，房速伴 1∶1 旁路下传，房扑伴 1∶1 或 2∶1 旁路下传，心房颤动经旁路下传等，这些类型的快速室上性心律失常因常伴有快速心室率而导致心源性晕厥的发生。

（2）缓慢型心律失常：该型心律失常引起的心源性晕厥发作，常见于各种器质性心脏病者，如急性心肌炎、急性心肌梗死、各型心肌病、先天性心脏病等。

1）病态窦房结综合征：包括严重窦房传导阻滞、持久性窦性停搏、慢-快综合征、双结病变等，均易发生心源性晕厥。

2）高度或完全性房室传导阻滞：当心室率极度缓慢时可发生心源性晕厥。

【急性心脏排血受阻】

（1）心脏肌肉病变：主要见于原发性肥厚梗阻型心脏病，患者主动脉瓣下室间隔显著增厚，室间隔厚度超过 15 mm，室间隔与左室后壁厚度之比＞1.5。当剧烈运动或变更体位时，心脏收缩加强，肥厚的室间隔接近二尖瓣前叶，使左室流出道梗阻加重，从而发生晕厥甚至猝死。部分患者晕厥和猝死与心律失常有关。

（2）心脏瓣膜病变：主要为瓣膜狭窄所致。风湿性心脏瓣膜病变：① 重度二尖瓣狭窄（瓣口直径＜0.8 cm）者，变更体位或运动后可发生晕厥。个别患者因左房巨大附壁血栓或赘生物嵌顿，或脱落后嵌顿瓣口而致晕厥发作或猝死；② 主动脉瓣口面积＜

1 cm^2时,变更体位或运动后可发生晕厥。部分患者晕厥和猝死与心律失常有关。

(3) 心脏肿瘤：主要见于左房黏液瘤,属良性肿瘤。当瘤体嵌顿于房室瓣口时,使心排血量急剧降低甚至中断,导致晕厥发作或猝死。多在变更体位时出现。

(4) 冠心病心肌梗死：发生心源性休克时,因左心排出量急剧下降,导致晕厥和猝死。部分急性心肌梗死患者以晕厥或猝死作为首发症状就诊。部分患者晕厥发作是合并有严重心律失常所致。

(5) 急性肺栓塞：大面积肺梗死时,可使左心回心血量骤减,导致心源性晕厥的发作。

(6) 主动脉夹层：当主动脉弓夹层累及一侧颈总动脉时可出现晕厥。

四、治疗

阿-斯综合征、心源性晕厥一旦出现,即予以胸外心脏按压。心动过缓者可予阿托品、654-2、异丙肾上腺素等,也可根据情况植入临时或永久起搏器;心动过速者可予利多卡因、普鲁帕酮、胺碘酮等,对于心室颤动、心室扑动或无脉性室速应立即予除颤抢救。待病情稳定后,针对病因作相应处理。

（马士新）

第十一节　高血压急症的处理

高血压急症是指高血压患者,由于某些原因,血压在短时间内(数小时或数天)显著的急骤升高,同时伴有心、脑、肾、视网膜等重要靶器官功能损害的一种严重危及生命的临床综合征。高血压急症常引起靶器官的功能严重障碍,甚至衰竭。因此,治疗高血压急症的当务之急，是采取迅速有效的措施，在数分钟至 1 h 内将血压降至安全范围（急性卒中除外），使衰竭的脏器功能得到改善或恢复。

一、临床表现

1. *高血压脑病* 由于过高的血压突破了脑血流自动调节范围，脑组织血流灌注过多导致脑水肿。多发生于原有脑动脉硬化的患者，表现为血压升高，舒张压超过 120 mmHg，有头痛，呕吐，烦躁不安，心动过缓，视力模糊，意识障碍等。

2. *高血压危象* 因紧张、精神创伤、疲劳、寒冷、或停降压药等诱发或因嗜铬细胞瘤发作，小动脉发生强烈痉挛，血压急剧上升，影响了重要脏器血液供应而产生危急症状。表现为烦躁不安，多汗，心悸，手足发抖，面色苍白，神志异常等症，也可有心绞痛，心力衰竭。

3. *急进型-恶性高血压* 多见于年轻人，舒张压持续≥130 mmHg，常有突然头痛，头晕，视力模糊，眼底出血、渗出和视乳头水肿，肾脏损害突出。病情发展迅速，易并发心、脑、肾功能不全。出现视乳头水肿或急性进行性靶器官损害时为恶性高血压，属高血压危急症；没有视乳头水肿、没有靶器官急性损害者为急进型高血压，属亚急症。

4. *从治疗的观点出发，将高血压急症分为两类：*① 需在 1 h 内将血压降至适当水平的高血压急症，包括：高血压并急性左心衰、不稳定型心绞痛和急性心肌梗死；急性主动脉夹层分离；高血压合并肾功能不全；先兆子痫；嗜铬细胞瘤危象。这类患者常伴有急性靶器官损害。② 需在 24 h 内将血压降至适当水平的高血压急症，包括：急进型恶性高血压；妊娠高血压；围术期高血压等。

二、临床诊断

无绝对的血压升高界值之规定，凡血压相对性升高时，重要靶器官进展性损伤，而且需要急诊处理者，均可诊为高血压急症。

三、治疗

1. 一般治疗

(1) 去除诱因，立即休息，保持安静，避免刺激。

(2) 可抬高患者的床头30°角，以达到体位性降压的目的。

(3) 保持呼吸道通畅，把头部偏向一侧，以免呕吐物吸入呼吸道而引起窒息。必要时吸氧。

2. 药物应用

(1) 硝苯吡啶(心痛定)：10～20 mg舌下含服，5 min内开始降压，30 min后血压平均可下降5.3/3.3 kPa(40/25 mmHg)，可维持3 h以上。本药可扩张周围的血管和冠状动脉，从而使血压下降。适用于各种病因引起的高血压急症，且降压作用迅速。

(2) 硝酸甘油：0.6～1.2 mg舌下含服，3 min起效，维持时间短，可重复使用。本药可扩张周围血管及冠状动脉，尤适用于伴有心绞痛或胸闷者。也可静脉应用，开始5～10 μg/min速度静滴，根据血压调整滴速。

(3) 安定：2.5～5 mg口服，用于烦躁不安者。

(4) 硝普钠：能直接扩张动脉和静脉，降低前后负荷。开始以50 mg/500 mL浓度每分钟10～25 μg速度静滴，根据血压情况调整滴速。适用于各种高血压急症，不良反应轻微，长期应用可能发生硫化物中毒。

(5) 尼卡地平：二氢吡啶类钙拮抗剂，作用迅速，持续时间短，降压同时改善脑血流。开始以每分钟0.5 μg/kg静脉滴注，逐步增加到每分钟6 μg/kg。适用于高血压急症及手术时异常高血压的短期急救处理，尤其急性高血压伴基底动脉供血不足者、冠脉供血不足等患者。不良反应有面部潮红，心动过速等。

(6) 地尔硫䓬：非二氢吡啶类钙拮抗剂，降压同时具有改善冠脉血流和控制快速室上性心律失常作用。通常配制成50 mg/500 mL浓度，以每小时5～15 mg速度静滴，根据血压变化调整滴速。不良反应有头痛，面部潮红。

(7) 拉贝洛尔：兼有α受体作用的β受体阻滞剂。起效迅速(5～10 min)，而持续时间较长(3～6 h)。开始可静脉缓慢注射 50 mg，以后每隔 15 min 重复注射，总剂量不超过 300 mg。也可以每分钟 0.5～2 mg 速度静滴。主要用于妊娠或肾衰竭时高血压急症。不良反应有头晕、体位性低血压、心脏传导阻滞等。

(马士新)

第十二节 急性心力衰竭的处理

急性心力衰竭是指心衰症状急性发作或加重，可以发生在原有心力衰竭的基础上，也可以是首发症状。急性心力衰竭的起病差异很大，目前尚无统一的限定，症状突然发作/加重从数分钟、数小时到数天、数周不等，急性心力衰竭可分为急性左心衰竭和急性右心衰竭，临床上多数为急性左心衰竭，收缩功能受损者常见，也有收缩功能正常者；急性右心衰竭少见，主要为主肺动脉或肺动脉主要分支栓塞，以及右室梗死。右心瓣膜病少见。

一、临床表现

(1) 急性肺水肿：突然发生的气急，端坐呼吸，喘息，咳嗽，咳粉红色泡沫痰，咯血，冷汗，患者可表现为恐惧，焦虑；常不能平卧，血压可以升高，亦可呈低血压，呼吸快，两肺可闻及哮鸣音，严重者可满布全肺，亦可闻及中小水泡音；心率快，多>100 次/min，可以齐，也可以不齐，S1 低钝，多可闻及奔马律，可以闻及杂音(因原发病不同而异)。

(2) 心源性休克和低血压状态。

(3) 外周水肿：往往表现为下垂性水肿加重，多为双下肢对称性水肿，卧床者骶尾部明显。

(4) 原发病表现：因原发病不同而异。

(5) 急性右心衰竭：临床表现因病因不同而呈现很大差异，右室梗死者主要表现为低血压，外周静脉压增高表现，包括颈静脉怒张等，晕厥，缓慢型心律失常常见，但呼吸困难并不明显，肺部啰音罕见，除非同时伴有急性左心衰竭；急性肺梗死可表现为低血压、晕厥、休克，外周静脉压增高，但常有突发胸痛，明显呼吸困难，发绀，亦可出现咳嗽、咯血。急性右心衰竭和急性左心衰竭最大区别在于无肺水肿。

二、急性心力衰竭的诱因

急性心力衰竭通常有原发病基础，在一些诱因的触发下突然发作，常见的诱因包括：

(1) 心律失常：快速心律失常常见，但严重的缓慢心律，或传导阻滞也并非罕见。

(2) 急性冠脉缺血：急性的心肌缺血常首先导致心脏舒张功能受损而导致急性左心衰竭。

(3) 机械性因素：室间隔穿孔；瓣膜穿孔、脱垂；腱索断裂等。

(4) 高血压危象或血压控制不佳。

(5) 感染。

(6) 精神应激，寒冷，饱食，饮水或补液过多。

(7) 停用利尿剂。

(8) 妊娠。

(9) 肾功能异常。

(10) 贫血，甲减/甲亢。

(11) 哮喘。

(12) 手术、围术期。

(13) 非甾醇类药物。

(14) 急性肺栓塞。

(15) 急性心包填塞。

(16) 主动脉夹层。

(17) 酗酒,使用毒品。

三、诊断

1. *初期评估* 急性心力衰竭的初期评估应在密切监护生命体征(血压、呼吸、心率/律、血氧饱和度和尿量)的同时,完成三项评估:① 是否是心衰;② 如果是心衰,诱因是什么?是否应该对诱因立即进行干预;③ 目前状态是否会立即危及生命。

由于急性心力衰竭是一个危及生命的急症,对于生命体征不稳定的急性心力衰竭患者的急诊处理必须遵循评估和治疗平行的原则,边评估,边治疗,再评估,再治疗直至患者稳定。

2. *急性心力衰竭的辅助诊断*

(1) 心电图:可提示有无心律失常,心肌缺血,心肌梗死。对于肺梗死,心电图也可提供有意义的信息,如急性电轴右偏,$S_{I}Q_{III}T_{III}$。

(2) 胸片:可显示有无肺淤血,肺部炎症,肺梗死或气胸;也可通过观察心影大小及形态了解基础心脏疾病。

(3) 超声心动图:可了解心脏结构和功能状况,也可了解有无心包积液。

(4) 动脉血气分析:虽然无创血氧饱和度检查可以便利地提供动脉血氧饱和度的信息,但是动脉血气分析可以提供除 PaO_2 和 SaO_2 之外的更加详细全面的信息,包括 $PaCO_2$ 和酸碱平衡信息。

(5) 实验室检查:常规血常规和生化检查,包括肝肾功能、电解质,水电解质紊乱是急性心力衰竭发作的常见诱因,而肌酐和尿素氮升高既可能是心衰的原因(心肾综合征),也可是心衰的结果。

B 型利钠肽(BNP)及其 N 末端 B 型利钠肽原(NT－proBNP)的浓度增高已成为公认诊断心衰的客观指标,BNP 或 NT－proBNP 是否升高对心衰既有诊断意义,又有鉴别诊断意义,通常 BNP/NT－proBNP 水平正常或偏低可排除心衰。

心肌损伤标识物肌钙蛋白T/I在急性心肌缺血，包括ACS和ST段抬高心肌梗死均可显著升高，并呈现峰值特征；急性心肌炎也可升高，但研究表明明确诊断的急性心肌炎中仅10%有心肌损伤标识物升高；非急性缺血或心肌炎所致的心衰也可见心肌损伤标识物升高，但通常不呈现峰值特征。

3. 诊断流程(图3-1)

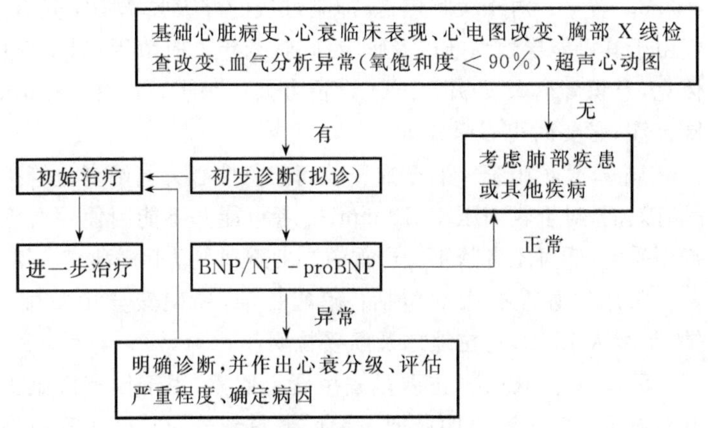

图3-1 急性左心衰竭的诊断流程

4. 急性心力衰竭的鉴别诊断　急性左心衰竭应与急性肺梗死，支气管哮喘，COPD急性加重，肺炎，ARDS等鉴别。

四、治疗

CCU治疗急性心力衰竭的目的在于：改善症状，恢复氧合，稳定血流动力学，改善重要脏器灌注，防止进一步的心肾损伤，防止血栓栓塞。

急性心力衰竭的治疗应该与诊断同时进行，在治疗期间应进行连续的床边检测，包括：血压，呼吸，心率/律，心电图，血氧饱和度及尿量。

1. 吸氧　吸氧对于无缺氧的患者并非必需，对于有低氧血症

(SaO_2<90%)应进行有效的氧疗,包括面罩给氧,无创呼吸机,对于经上述处理 SaO_2 仍不能大于 90%应及时气管插管。

2. 利尿剂　静脉注射利尿剂是缓解呼吸困难最有效的措施,也是急性肺水肿患者抢救时最先使用的药物,通常应该使用袢利尿剂。较大的剂量,弹丸式推注可能能更快地改善症状,但应注意其对血压的影响。

3. 吗啡　对于缓解焦虑、抑制过快的呼吸频率吗啡是有效的,但由于其可能导致呕吐以及呼吸抑制,老年人应慎用;对于低血压,休克,意识障碍及 COPD,CO_2 潴留者禁用吗啡。通常 3~5 mg,静脉推注,必要时可以重复。

4. 血管扩张剂　对于血压较高的急性心力衰竭者血管扩张剂是有效的,对于收缩压<110 mmHg 者可能并不能因使用血管扩张剂而受益,低血压者禁用。严重的二尖瓣和主动脉瓣狭窄者慎用。

常用的血管扩张剂包括:硝酸甘油,单硝酸异山梨酯,硝普钠,重组人 BNP,乌拉地尔及酚妥拉明。

5. 缩血管药物　主要是去甲肾上腺素,用于伴有低血压者以升高血压和使血液由四肢向重要脏器重新分布。缩血管药物会增加左室后负荷,增加心肌耗氧,因而仅限于用于持续低灌注的患者。

6. 正性肌力药物　包括洋地黄类和非洋地黄类。

(1) 洋地黄类:国内主要使用毛花苷 C(西地兰),尤其适用于伴有快速房颤者,通常 0.2~0.4 mg 缓慢静注,2~4 h 后可再次静注 0.2 mg。急性心肌梗死者 24 h 内禁用。

(2) 非洋地黄类:包括多巴胺、多巴酚丁胺、氨力农、米力农、左西孟旦、去甲肾上腺素、肾上腺素,对于心肌收缩力下降的患者,此类药物可以增加心输出量,但多有增加心率,诱导心肌缺血和心律失常等副反应,可能增加心衰患者的死亡率。

7. 非药物治疗

(1) IABP:IABP 可以有效增加心肌灌注,降低左室后负荷,增加心输出量。

1）适应证：① 急性心肌梗死或严重心肌缺血伴心源性休克，且不能由药物纠正；② 伴有血流动力学障碍的严重冠心病（如急性心肌梗死伴机械并发症）；③ 心肌缺血伴顽固性肺水肿。

2）禁忌证：① 严重外周血管病；② 主动脉瘤；③ 主动脉瓣关闭不全；④ 活动性出血或伴其他抗凝禁忌证；⑤ 严重血小板缺乏。

3）IABP 撤机标准：① CI＞2.5 L/(min · m^2)；② 尿量＞1 mL/(kg · h)；③ 血管活性药物用量逐渐减少而血流动力学稳定；④ 呼吸稳定，动脉血气分析各项指标正常；⑤ 降低反搏频率，血流动力学仍稳定。

（2）心室辅助装置：常规药物治疗无效，且有条件的医院可以使用。包括：体外膜肺氧合（ECMO），心室辅助泵等。

（3）机械通气：

1）无创机械通气：仅作为辅助治疗用于缓解症状，适用于严重肺水肿，呼吸抑制，药物治疗不能改善者。低血压，呕吐，可疑气胸及意识障碍者禁用。

无创通气常用的模式包括：CPAP（持续气道正压通气）、BiPAP（双水平气道正压通气）和 NIPPV（无创气道正压通气）。

2）气管插管机械通气：适用于心肺复苏时，严重呼吸衰竭常规治疗不能改善者。

（4）超滤：对于顽固性体液潴留者血液透析机超滤可有效地改善体液潴留，且优于利尿剂。

（潘晓明）

第十三节 心跳呼吸骤停的处理及心肺复苏技术

心脏呼吸骤停是指患者突然、意外的心脏停止有效的搏动和

(或)自主呼吸停止。心脏骤停(sudden cardiac arrest, SCA)是公共卫生和临床医学领域最危急的情况之一,表现为心脏机械活动突然停止,患者对刺激无反应,无脉搏,无自主呼吸或濒死喘息等,如不能得到及时有效救治常致患者即刻死亡,即心脏性猝死(sudden cardiac death, SCD)。原发性呼吸停止是由气道梗阻,呼吸中枢功能减退或呼吸肌无力引起的。继发性呼吸停止为循环功能不全引起。

一、病因学和病理生理学

成人发生SCA最常见原因为心脏疾病,尤其是冠心病,其他包括创伤、淹溺、药物过量、窒息、出血等非心脏性原因。小儿发生SCA的主要原因为非心脏性的,包括呼吸疾病(如气道梗阻、烟雾吸入、溺水、感染、婴儿猝死综合征)、中毒(包括药物过量)、神经系统疾病等。也可因循环衰竭或通气障碍引起明显的呼吸性酸中毒(心肺骤停)。不论心或肺何者先行衰竭,两者通常密切相关。

心电功能异常为心脏猝死的最常见机制,室颤(ventricular fibrillation, VF)为来院前心脏猝死主要的心律(占70%)。VF时,心室肌整体的协同收缩能力丧失,使有效心排量立即终止,导致循环停止。虽然急性心肌梗死可引起VF而心脏骤停,但54%幸存者在随访中无提示心肌梗死的心电图和酶的变化。VF亦能由下列原因引起:慢性室性心律失常加重(原发性VF),低电压触电(110～220 V, 2～3 s),电解质紊乱(特别是钾和钙),淡水中近乎溺死引起的溶血,以及心室肌由于缺氧和血管活性药物(如多巴胺、茶碱、肾上腺素)致敏引起交感过度刺激。

持续性室速(VT)为心脏骤停相对少见的病因,但从复苏的效果和存活率的角度是最好的,所属疾患包括冠状动脉病,心肌病,低钾血症和洋地黄中毒。尖端扭转型VT为QT间期延长的一种独特的VT,发生于使用Ⅰ类和Ⅲ类抗心律失常药物、抗抑郁药或吩噻嗪类药物的患者以及低血钾或低血镁的患者。

心搏停止为心电图上无电活动,无脏器灌注,血压和脉搏不能测出。其原因包括严重广泛的心肌缺血，心室破裂，严重高血钾（血清 $K^+ > 7$ mmol/L）或高血镁使心肌细胞膜过度极化。

电机械分离指有心电除极而无机械收缩。其原发机制为心脏破裂、急性心包填塞、心脏整体缺血、急性心肌梗死、心腔内肿瘤或血栓阻塞以及慢性心力衰竭等。

循环衰竭有许多原因，包括有效循环血容量降低（如由于大量失血、严重烧伤、胰腺炎等使第三间隙液体大量丧失），周围血管张力丧失使静脉回流减少（如败血症、过敏性休克、深低温、中枢神经系统损伤、药物或麻醉过量），心室充盈或心室排出受阻（如心包填塞、肺动脉巨大栓塞、张力性气胸）。但舒张期动脉压过低为导致冠脉血流不足、心肌电不稳定和心搏停止的常见原因。

气道梗阻可为完全或不完全的。对昏迷或虚脱的患者气道梗阻的最常见原因为肌张力丧失使舌根后移到口咽部引起上呼吸道阻塞。上呼吸道梗阻的其他原因包括血块、黏液、呕出物或异物；声带痉挛和水肿；以及咽喉部的炎症，新生物或创伤。下呼吸道梗阻发生于吸入颗粒性胃内容物，广泛严重的支气管痉挛，或气体交换面积大幅度减少（如肺炎、肺水肿、肺部出血）。

呼吸抑制是指通气不足。疑有呼吸抑制时需作动脉血气分析以证实是否有低氧血症和高碳酸血症，因为单独临床估计是不可靠的。如果通气不足未能纠正进行性的二氧化碳潴留和低氧血症可导致全身性酸中毒。呼吸抑制可由于呼吸系统不同环节的功能不全引起，包括中枢神经系统（如药物过量、脑血管损害、肿瘤或颅脑损伤引起的颅内压填塞）；呼吸道（如溺水、肿瘤、出血、勒死窒息和异物吸入）；肺泡和胸壁损害正常通气的生理机制（如肺水肿、广泛肺部感染、气胸、链枷胸）；或血液及循环系统（如一氧化碳或氰化物中毒、严重贫血、心脏循环系统）紊乱。

二、临床表现和诊断

心脏骤停的主要临床表现为意识丧失；呼吸快而表浅迅即转

为呼吸停止；严重低血压，大血管不能测到脉搏，心音消失。数分钟内组织缺氧，导致生命器官损害。

完全性呼吸停止的临床表现为失去知觉，失去自主呼吸运动，常伴以发绀，但也发生于意识清楚而由于异物阻塞而急性起病。如呼吸停止，很快随之以心脏停搏，因为进行性低氧血症可使心功能不全。即将呼吸停止的特点为意志受抑和虚弱、喘气或不规则呼吸，常伴心动过速、出汗和二氧化碳积聚。

心脏骤停后依次出现：心音消失；脉搏扪不到，血压测不出；意识丧失或伴抽搐；呼吸断续、叹息样，随后停止；昏迷；瞳孔散大。

一旦发现患者突然意识丧失、大动脉（颈、股）搏动消失，根据这两点就可以确定诊断，并应立即开始抢救。

近年来规定，非专业医生未必查脉搏，只查一般生命体征，如意识丧失、强刺激无反应、无呼吸等，即可做出心脏骤停的判定。

注意：不要听心音、检查有无呼吸、看瞳孔、测血压、做心电图或开放静脉等，因为会延误开始复苏的时间。

三、心肺复苏术

针对心脏、呼吸骤停所采用的抢救措施称为心肺复苏（cardiopulmonary resuscitation，CPR）。包括通过胸部按压建立暂时的人工循环，通过电除颤转复 VF，促进心脏恢复自主搏动；采用人工呼吸纠正缺氧，并恢复自主呼吸。

人体各系统组织对缺氧的耐受性不同，最敏感的是中枢神经系统（大脑细胞 3～4min 后即可发生不可逆损害），其次是心肌，再次是肝、肾。如抢救不及时，脑及心、肾等脏器出现不可逆性损伤时，便失去了复苏的机会。心肺复苏术是针对呼吸循环骤停的患者所采取的最初的抢救方法。由于从心脏停搏到细胞坏死的时间以脑细胞最短，维持脑组织的灌注是复苏的重点，所以将心肺复苏术扩展为“心肺脑复苏术”。其目标是：恢复自主呼吸；恢复有效循环；恢复中枢神经系统的功能，使神志恢复至病前水平。为此目标，心肺复苏必须争分夺秒，一切要利于神经系统功能的恢复（脑复苏）。2000 年美国心脏学会（AHA）和国际复苏联盟（ICLOR）根据循证医学方法制定的心肺复苏和心血管急救指南首次面世。5 年后 AHA 和 ICLOR 于 2005 年 1 月 22～29 日组织来自世界各地从事心肺复苏和心血管急救的专家在美国对该指南进行修改，期间又广泛征求了世界各地专家的意见，新指南终于在 2005 年 12 月 13 日的 *Circulation* 上刊出。《中国医学论坛报》2006 年 2 月 9 日 32 卷 5 期急救医学专刊刊登了摘译。2010 年 AHA 又发布了新的心肺复苏指南——《2010 AHA 心肺复苏及心血管急救指南》。

四、步骤

可分为三个阶段：心肺复苏，高级心肺复苏，脑复苏及复苏后处理。

心肺复苏（cardial pulmonary resuscitation，CPR）可分为基础生命支持（basic life support，BLS）和高级生命支持（advanced cardiac life support，ACLS）。BLS 主要是指徒手实施 CPR，包括 ABCD 4 个步骤，即开放气道（A，airway）、人工呼吸（B，breathing），胸部按压（C，compression）及自动体外除颤器（automated external defibrillator，AED）电除颤（D，defibrillation）。ACLS 是指由急救、医护人员应用急救器材和药品所实施的一系列复苏措施，主要包括人工气道的建立，机械通气，循环辅助设备、药物和液体的应用，电除颤，病情和疗效评估，复苏后脏器功能的维持等。2010 年 AHA 心肺复苏的新指南，调整了心肺复苏的流程，由 A－B－C 更改为 C－A－B，把心脏按压放在了最重要的位置。

早期识别与启动紧急医疗救援服务系统（emergency medical service，EMS）、早期 CPR、早期除颤和早期 ACLS 是构成 SCA 生存链的 4 个关键环节。患者发生 SCA 时，急救者如能使生存链环环相扣,将大大提高复苏成功的机会。有研究表明,早期 CPR 如 3～5 min内电除颤可使 SCA 患者存活率高达 49%～74%。

成人生命链：用以下 4 个环节组成一个生命链来解释对室颤 SCA 患者采取紧急行动的重要性：① 尽早识别紧急状况并启动紧急医疗服务系统(EMS);② 尽早 CPR。心搏骤停后立即进行 CPR,生存的机会可提高 2～3 倍;③ 尽早用除颤器除颤。如果心搏骤停后 3～5 min 内开展 CPR 加除颤,生存率可高达 49%～74%;④ 尽早进行高级生命支持。2010 年的新指南中,生存链由 2005 年的四早生存链改为五个链环：

(1) 立即识别心脏骤停并启动急救系统。

(2) 尽早进行心肺复苏,着重于胸外按压。

(3) 快速除颤：如有指征应快速除颤。

(4) 有效的高级生命支持(ALS)。

(5) 综合的心脏骤停后处理。

五、心肺脑复苏术具体操作

1. 基础生命支持(BLS)　基础生命支持(BLS)包括识别心脏猝死(SCA)、心脏病发作、卒中及异物气道阻塞(FBAO),CPR 和自动体外除颤器(AED)进行除颤。

适应证：任何原因造成的呼吸停止心脏停搏：包括室颤、室速(无脉搏)、心脏静止和电机械分离。

诊断：神志不清无自主呼吸、大动脉无搏动。

成人 BLS 顺序：

(1) 步骤 1：检查患者反应。安全急救者应首先检查患者的反应,拍打患者肩部并对其大声呼喊“你怎么样啊”,如果患者有反应但受伤或者需要医疗救助,急救者需离开患者拨打急救电话。然后尽快回到患者身边对患者进行再次检查。

(2) 步骤 2：启动 EMS 系统。如果发现患者没有反应,例如没有活动或对刺激没有反应等,急救者应启动 EMS 系统(拨打急救电话)、取出 AED(如果有 AED)、然后回到患者身边进行 CPR,如果需要可进行除颤。如果有多名急救者在现场一名急救者按步骤进行 CPR,另一名启动 EMS 系统同时取出 AED。在救助一名淹溺者或者窒息性(主要是呼吸系统)骤停患者专业救护者应该先进行 5 个周期(大约 2 min)的 CPR 然后再离开患者拨打急救电话启动 EMS 系统。

(3) 步骤 3:开放气道检查呼吸。患者的体位,在开始 CPR 时应将患者平放于硬质的平面上仰卧,双上肢放置于身体两侧,以便于实施 CPR。如果已有人工气道(如气管插管)但无法放置为仰卧位的患者(如脊柱手术中),则应努力在俯卧位进行 CPR。

对无反应但已有呼吸和有效循环体征的患者,应采取恢复体位。患者取侧卧位,前臂位于躯干的前面,以维持患者气道开放,减少气道梗阻和误吸的危险。

当怀疑患者有头颈部创伤时,应保持轴线翻身,不必要的搬动可能加重损伤,造成瘫痪。

1) 开放患者气道:

① 非专业救护者开放气道:无论患者是否受伤非专业急救者均使用仰头举颏法打开患者气道。不推荐双手推举下颌法,因为非专业急救者学习和掌握这种方法很困难,同时它也不是一种有效的打开气道的方法。

② 专业救护者打开气道:当没有证据表明患者头或颈部受伤时,专业救护者可使用仰头举颏法打开气道。如果专业救护者怀疑患者颈部脊髓损伤应使用双手推举下颌法来打开气道。在 CPR 过程中第一位的是维持患者气道开放并提供适当通气,因此当使用双手推举下颌法不能打开气道时应使用仰头举颏法。对于怀疑有脊髓损伤的患者应使用人工脊髓制动而不是使用制动装置。

2) 检查患者呼吸:在气道打开后通过观察、听和感觉来评估患者是否存在呼吸。对于非专业急救者不要自信能检测到正常呼吸，对于专业急救者如果不能在 10 s 之内检测到适当的呼吸应先对患者进行 2 次吹气。对于非专业急救者不愿意或不能给患者紧急吹气则应立即开始胸部按压。

(4) 步骤 4：紧急吹气。2005 年 AHA 指南在心脏停搏时推荐以下简单的吹气方式：

1) 给予 2 次紧急吹气，每次吹气超过 1 s。在 CPR 过程中各种通气方式包括口对口、口对鼻、面罩通气和高级气道通气均推荐持续 1 s 以使患者胸部起伏。

2) 给予有效的潮气量使患者出现看得见的胸部起伏。

3) 避免快速或者用力吹气。

4) 当进行了进一步气道干预(如气管内插管和气食管联合插管等)后 2 人进行 CPR 的吹气频率为 8～10 次/min，不需考虑通气与按压同步。通气时胸部按压不需要暂停。

(5) 步骤 5：脉搏检查。对于非专业急救者如果意识丧失的患者没有呼吸就可假定为心脏停搏。对于专业急救者可以用较长时间来检查患者是否存在脉搏，而决定脉搏存在与否也是有困难的。专业急救者检查脉搏时间不超过 10 s。如果在 10 s 内不能确定脉搏就开始胸外按压。

如果患者有自主循环(比如有可触知的脉搏)仅需要通气支持，吹气频率为 10～12 次/min 或者每 5～6 s 吹气 1 次。不管是否进行高级气道干预，每次吹气时间应超过 1 s，每次吹气应该可见胸部起伏。在紧急吹气过程中每 2 min 评价 1 次脉搏，时间不超过 10 s。

(6) 步骤 6：胸部按压。

1) 有效胸部按压是 CPR 产生血流的基础。

2) 有效胸外按压的频率为至少 100 次/min，按压深度至少 5 cm，让按压后胸骨完全回弹，按压和放松时间一致。

3) 减少胸外按压的中断。

4) 需进一步研究决定最佳按压通气比例，以获得最理想的生存率和神经功能恢复。

按压通气比例：推荐按压：通气比例为 30∶2，对婴幼儿和儿童进行双人复苏时采用的比值为 15∶2，如果已有人工气道，按压者可进行连续的频率为至少 100 次/min 的按压，无需因为人工呼吸而中断胸部按压。每分钟实际按压次数决定于按压的频率、次数、开放气道的时间、吹气的时间以及允许 AED 分析的时间。

单纯胸外按压 CPR：在 CPR 过程中维持正常的通气血流比值必须有一定的分钟通气量。虽然最好的 CPR 方式是按压和通气协同进行，但是对于非专业急救人员如果他们不能或不愿意进行紧急吹气还是应该鼓励他们只进行单纯按压的 CPR。

（7）步骤 7：除颤。所有 BLS 急救人员均应接受除颤培训，因为无外伤的 SCA 患者最常见的心律为 VF。对于这些患者如果在症状发生的 3～5 min 内立即由旁观者给予除颤其生存率最高。目前推荐优先使用低能量双相波除颤（<200 J）。因为双相波除颤的成功率相当或高于单相波 360 J 能量除颤，双相波的有效能量比单相波的有效能量低 25%～60%，使用较低能量对心肌的损伤也较小。

由于双相波形电击配置不同，从业人员应使用制造商为其对应波形建议的能量剂量（150～200 J）。如果制造商的建议剂量未知，可以考虑使用最大剂量进行除颤。根据现有证据，如果首次双相波电击没有成功消除心室颤动，则后续电击至少应使用相当的能量级别，如果可行，可以考虑使用更高能量级别。

单相波除颤器的首次除颤成功率低于双相波除颤器。尽管二者的最佳除颤能量尚未确定，但目前认为单相波除颤时首次电击可用 360 J。如 VF 再发，仍可用 360 J 进行除颤。

心律转复：心房颤动转复的能量以前一般推荐为 100～200 J 单相波，房扑和阵发性室上速转复能量一般较低，首次电转复给予 50～100 J 单相波已足够，若不成功，再逐渐增加能量。

2010 AHA 心肺复苏及心血管急救指南关于心房纤颤电复律

治疗的建议双相波能量首剂量是120～200 J。心房纤颤电复律治疗的单相波首剂量是200 J。成人心房扑动和其他室上性心律的电复律治疗通常需要较低能量。使用单相波或双相波装置时，一般采用50～100 J的首剂量即可。如果首次电复律电击失败，操作者应逐渐提高剂量。

室性心动过速（ventricular tachycardia，VT）转复能量的大小依赖于室速波形特征和心率快慢。单形性VT：对首次100 J单相波转复（同步）治疗反应良好。如果首次未转复成功，以递增的形式逐步增加电击能量（即100 J、200 J、300 J、360 J）。多形性VT：类似于室颤，首次应选择200 J双相波电转复（非同步），如果首次未转复成功，可逐渐增加电击能量。

2010AHA心肺复苏及心血管急救指南建议首剂量能量为100 J的单相波形或双相波形电复律（同步）电击对于成人稳定型单型性室性心动过速的疗效较好。如果对第一次电击没有反应，应逐步增加剂量。

对安装有永久性起搏器或埋藏式自动复律除颤器（ICDs）的患者行电转复或除颤时，电极勿靠近起搏器，否则会造成其功能障碍。患者接受电击后，应对永久起搏器和ICDs重新评估。

尽管同步电复律对于处理整体室性心律失常更好，但对于某些心律失常要实现同步化是不可能的，如多形性VT由于QRS形态和频率的不规则，难以或不可能对QRS波群实现可靠的同步化。如果对血流动力学不稳定患者出现单形性还是多形性VT存在疑问时，不要因为详细分析心电而耽误电击，应立即运用高能量非同步电复律。

CPR的注意事项：每隔数分钟应暂停，检查脉搏和呼吸是否恢复，但中断应小于10 s；双人CPR时应注意配合，尽量避免混乱；无特殊理由，尽量不要搬动患者；尽量不要造成胃膨胀。

CPR的并发症：肋骨骨折、胸骨骨折、肋骨与肋软骨脱离、气胸、血胸、肺挫伤、肝脾撕裂以及脂肪栓塞等。

2. 高级心肺复苏

(1) 呼吸辅助设备：氧气、面罩、简易呼吸囊、气管内插管呼吸机等。

(2) 人工循环辅助设备：自动胸部按压机、主动脉内球囊反搏(IABP)、体外循环、左心辅助人工心脏等。

(3) 胸内心脏按压：可用于肋骨骨折、心包填塞、胸部畸形、开胸术中、气胸、胸外按压无效和重度低温的心脏停搏等。

(4) 心电监护。

3. 复苏后支持

(1) 维持呼吸、循环的稳定，加强神经系统的支持。

(2) 寻找并治疗引起心搏骤停的原因，预防复发。

(3) 密切监测体温，并及时采取措施控制体温。

(4) 维持内环境及其他脏器功能的稳定。

(5) 加强感染的防治。

(6) 努力改善长期预后。

4. 脑复苏　复苏后患者出现持续昏迷，脑缺氧损害的指征(体温上升、肌张力增强或抽动，心跳停止时间超过 3～4 min)时，应及时进行脑复苏。脑复苏的原则是：降低颅内压、减低脑代谢、改善脑循环、促进脑功能的恢复等级按脑衰处理。但应注意以下几点：

(1) 维持适当高的血压。

(2) 使血液稀释，保持红细胞压积在 30～35。

(3) 控制通气尽量使 $PaO_2 \geqslant 100$ mmHg。

(4) 用巴比妥等药物控制惊厥和躁动。

5. 复苏后处理

(1) 复苏后患者清醒，自主呼吸，应持续心电监护，输液，给氧，维持循环功能的稳定，保持呼吸道通畅。同时积极查因，对因治疗。

(2) 复苏后患者出现脏器功能损伤特别是多器官功能障碍综

合征(multiple organ dysfunction syndrome，MODS)应及时作相应处理。

MODS的监测和处理：① 循环功能的监测；② 呼吸功能的监测；③ 肾脏功能监测；④ 胃肠道功能监测；⑤ 氧供氧耗监测；⑥ 其他。

治疗：① 病因治疗；② 早期脏器功能支持和保护；早期通气支持；早期循环支持；胃肠功能的支持和保护；肾脏功能的支持和保护；维持内环境的稳定；③ 代谢支持治疗；④ 感染的防治。

六、药物疗法

在心跳骤停的治疗中，基础CPR和早期除颤是第一位，药物为第二位，没有强烈的证据支持药物的有效性。在CPR和除颤之后再建立静脉通路，药物治疗，高级呼吸通路。

1. 给药途径　选择顺序为：静脉、骨髓内、气管内。

(1) 静脉：有条件者应留置中心静脉导管如颈内、锁骨下静脉，但若选用股静脉则应用长导管放至膈肌以上。外周静脉则以肘前静脉为最佳，不要用四肢末梢的静脉。外周静脉给药以20 mL溶液溶解可使到达中心循环提高10～20 s。

(2) 骨髓内：长骨内注射给药后经静脉丛吸收与中心静脉相似，安全且任何年龄均可实施，对于无法建立静脉通路者可实行。

(3) 气管内：应用一根长导管插至气管分叉处，把药物稀释至5～10 mL给入，并加压通气4～5次，剂量为静脉内给药的2～2.5倍。目前可给的药物有肾上腺素、阿托品、利多卡因等。因肺表面积大，药物吸收快，作用时间长。因此，在静脉通道未建立或难以建立时可考虑选用该途径。

(4) 心内：目前已被摒弃。

2. 常用药物

(1) 肾上腺素：是CPR中最重要的药物，1 mg/次，每3～

5 min重复。不提倡大剂量肾上腺素的用法，并不增加存活率和神经功能的恢复。

(2) 血管加压素：40 U/次，与肾上腺素作用相同，增加出院率，对神经功能恢复无影响。

(3) 胺碘酮：阻断钠、钾、钙通道，应用于对电除颤 CPR、血管加压素无反应的 VF 和无脉性 VT。首剂 300 mg 静注或骨内，可追加 150 mg/次。临床研究证明胺碘酮能增加存活率，提高 VF 和血流动力学不稳定患者的除颤反应。

(4) 利多卡因：主要用于治疗室性心律失常，作为没有胺碘酮时的替代物，增加短期存活率，易发生心脏停搏。1～1.5 mg/kg 静推，以后可 0.5～0.75 mg/kg 重复，不超过 3 次，总负荷量不超过 3 mg/kg，必要时静滴维持 1～4 mg/min。

(5) 钙剂：不作为 CPR 常规用药，只用于高血钾、低血钙和钙拮抗剂中毒。

(6) 碳酸氢钠：目前不主张在 CPR 中常规使用，只有在下列情况下应用碳酸氢钠可能有效：原有代谢性酸中毒、高血钾、三环类或苯巴比妥类药物过量；长时间心脏停搏以及其他需要碱化尿液等情况。1mmol/kg 为起始剂量，最好根据血气分析结果来调整用量。

(7) 因洋地黄中毒引起 VF 或 VT 用其他药物无效者，可用苯妥英钠治疗，剂量为 100 mg，直至总剂量 1 g 加入 0.9%氯化钠溶液以≤50 mg/min 速度缓慢静注。

硫酸镁在随机临床试验中无效，在已知或疑有镁缺少者(如酒精中毒)快速静脉给镁 1～2 g 可能有益于患者。仅用于长 QT 引起的尖端扭转型室速。

如持续无收缩可用硫酸阿托品每 5 分钟 0.5～1 mg(总量 0.03～0.04 mg/kg)。阿托品为副交感阻滞剂，能增快心率和增进房室结传导，对心肌缺血(特别是下壁)伴心动过缓或高度房室传导阻滞有效。

无脉电活动的常见原因是容量相对或绝对不足。因而应静滴晶体或胶体溶液 500～1 000 mL；在过敏性休克或大量容量丧失时，可能需要补充更多容量，静滴多巴胺或肾上腺素可能增加体循环静脉回流。

循环休克时如无左室衰竭的依据，最初的治疗是小静脉内滴入补充容积。对容积补充无反应的严重低血压，可滴注以下药物以重建血压：正性收缩药物多巴胺 400 mg/5%葡萄糖液 250 mL（1.6 mg/mL），以 3～5 μg/(kg · min)开始；正性肌力和血管收缩剂肾上腺素 8 mg/5%葡萄糖液 250 mL(32 μg/mL)以 2～10 μg/min 滴入；或周围血管收缩剂去甲肾上腺素 80 mg/5%葡萄糖液或 0.9%氯化钠溶液 250 mL(32 μg/mL)以 2～16 μg/min。血管活性药物应以小剂量达到满意血压为度，因为它们可增加血管阻力并减少器官灌注特别是肠系膜血管床。有时在复苏后必须重新进行 CPR，并继续到有足够的呼吸、可触及的脉搏和适当的血压提示心肺功能稳定。

七、复苏要素的具体适用

人工呼吸、胸外心脏按压、体外除颤构成现代复苏的三大要素。

1. 人工呼吸　口对口吹气：意识丧失的患者舌和颈部肌肉松弛导致气道阻塞颈部前屈使之加重，头部后仰使颈前部肌肉伸展，将舌从咽后壁脱离而抬起。由于单独仰头不能充分开放气道，需采取进一步的措施。

(1) 仰头提颏法(head tilt-chin lift)：用一手将患者的头向后仰，置另一只手的手指于下颌骨缘下面，将颏部提向前(垂直向上)直至上下牙齿几乎合拢，但小心避免完全闭合口腔。

(2) 仰头抬颈法(head tilt-neck tilt)：用一只手放在患者的前额，使头后仰，同时抬起颈部使颈部变直。以上两种方法均能快速使气道畅通，前法失败可用后法。

(3) 下颌挺伸法(mandibular jaw thrust)：如上述两种方法均失败或患者有自主呼吸，但呼吸时有噪音提示气道有不全梗阻时可用此法，以使舌和颈部组织进一步向前移，抢救人员站在或跪在患者的头侧，将肘支撑于患者平躺的平面上，双手放在患者面部两侧，用手指将下颌骨提向前。在患者有可疑颈椎损伤而累及呼吸时单用下颌挺伸法而不用仰头。这可维持颈椎在中间位置，也可与提颏法联合使用。

对呼吸功能不全(费力出噪声的呼吸)以及心跳呼吸骤停的患者，气道通畅(A)为 BLS 的首要措施，有时气道畅通后即重建自主呼吸(B)和有效循环(C)。在此情况下，不需再作心脏按压。

营救者呼吸：营救人员将一只手掌的根部放在患者前额处以保持其头部后仰，用拇指和食指轻捏鼻孔以防漏气，抢救者自己张开口，深吸气，将自己的口放在患者口上凑紧(tight seal)，然后吹两次气(每次超过 1 s)以帮助患者通气，但要避免胃内积气，通气是否有效可通过观察患者胸部的起伏以及倾听和感觉被动呼气情况来判断，呼气应有足够的时间(每次通气 1～2 s)。

2. **胸外心脏按压**

(1) 按压部位为胸骨上 2/3 与下 1/3 交界处(或胸骨下 1/2，胸廓正中，乳头线之间)。

(2) 按压频率至少 100 次/min，按压深度至少 5 cm，胸廓恢复到原来位置后进行下一次按压，按压与放松时间基本相等。

(3) 尽量保持胸外按压不受干扰。

(4) 在 CPR 中，有效的胸外按压是提供血流的基础。

(5) 如 2 人进行心肺复苏，按压和人工呼吸角色，最好每 2 分钟互换；如多人进行心肺复苏，按压人员每 2 分钟换一次，更换时间少于 5 s。

(6) CPR 中，如需检查心律和脉搏等，应在充分的按压和人工呼吸后进行(约 2 min)，每次检查时间不超过 10 s。

3. **电除颤**　强烈的心前区重击可使 VF 或 VT 转为有功能的

心律，相反它也可使正常的心律转为 VF、VT 或心脏停搏。故只能在无除颤器的情况下才作强烈的心前区重击。

心电功能异常为心脏猝死的最常见机制，VF 为来院前心脏猝死主要的心律（占 70%），心脏骤停时约 40%心律失常是 VF；治疗 VF 最有效的办法是电除颤；成功除颤的机会转瞬即逝；VF 在数分钟内就可能转为心搏停止。

除颤的电极板涂上导电糊或用生理盐水浸湿的纱布包住电极板分别置于胸骨右缘第二肋间，和心尖部第五或第六肋间。关于能量选择对于双相波，制造商建议值（150～200 J）；如果该值未知，使用可选的最大值。第二次及后续的剂量应相当，而且可考虑提高剂量。如果是单相波能量选用 360 J。与 3 次电击方案相比，单次电击除颤方案可显著提高存活率。如果 1 次电击不能消除心室颤动，再进行一次电击的递增优势很小，与马上再进行一次电击相比，恢复心肺复苏可能更有价值，所以 2010 年新指南支持进行单次电击、之后立即进行心肺复苏而不是连续电击以尝试除颤的建议。

（1）早期电除颤是决定复苏是否成功的关键因素之一，每延迟 1 min 成功率下降 7%～10%。

（2）适应证为室颤、有血流动力学改变及药物治疗无效的室速。

（3）除颤能量双向波 120～200 J，单向波为 360 J。

（4）提倡使用自动体外除颤（AED）。

八、起搏治疗

起搏适应于兴奋形成和传导有障碍但心肌功能尚好者。可选用经静脉安装心内膜电极的方法、体外起搏、经胸壁穿刺或开胸直接安置心肌电极进行起搏，此外还有气管内起搏、食管内起搏等方法。

（潘晓明）

第十四节　胸痛的处理

胸痛是一种最常见的急诊，约占每年急诊人数的5%，胸痛的原因和预后差异极大，急诊处理的目的是确定和排除危及生命的疾病。

一、胸痛的鉴别诊断

1. 胸痛的常见类型

(1) 胸壁痛。

(2) 肺源性胸痛。

(3) 心源性胸痛。

(4) 大血管源性胸痛。

(5) 胃食管源性胸痛。

(6) 其他。

2. 胸痛的鉴别诊断

(1) 胸壁痛：① 皮肤和神经：带状疱疹；② 肌肉骨骼：孤立性肌肉骨骼胸痛综合征、肋软骨炎、剑突痛、Precordial Catch Syndrome；肋骨骨折、风湿及全身性疾病源性胸壁痛。

(2) 肺源性胸痛：包括肺梗死、肺炎、气胸、胸膜炎、结节病、哮喘/COPD、肺癌等。

(3) 心源性胸痛：① 冠心病、心绞痛、心肌梗死；② 瓣膜性心脏病、二尖瓣脱垂、主动脉瓣狭窄；③ 心包炎；④ 心肌炎。

(4) 大血管源性胸痛：主动脉夹层等。

(5) 胃食管源性胸痛：

1) 食管性：包括返流、食管炎、食管破裂、食管动力异常、异物。

2) 其他：胃十二指肠疾病、胆胰疾病等。

(6) 心因性胸痛：① 惊恐发作；② 焦虑/抑郁；③ 躯体型障碍。

二、胸痛鉴别诊断路径

仔细地询问病史对胸痛的诊断甚为重要。

1. 病史

(1) 胸痛发作的特征和持续时间：突然发作且疼痛剧烈，常见于主动脉夹层，气胸、肺梗死也可以此种方式起病。胸痛持续数秒，或持续数日，通常不是缺血性胸痛。

(2) 胸痛的性质、程度、部位及放射部位：

1) 胸膜炎样胸痛，通常为锐痛、刺痛，多见于肺梗死，胸膜炎，肺炎，心包炎及气胸。

2) 烧灼样痛，多为胃食管痛。

3) 沉重感、紧缩感、压榨感、压迫感多为缺血性胸痛，但缺血性胸痛也有表现为烧灼感的。

4) 锐痛、撕裂感多见于主动脉夹层。

5) 如果胸痛部位及范围非常清晰，通常为胸壁痛或胸膜痛。

6) 缺血性胸痛常放射至肩背部、左上臂、下颌、颏、咽喉部及上腹部。

(3) 伴随症状：

1) 发热、寒战、咳嗽、上呼吸道症状：多见于肺炎。

2) 恶心、呕吐、冷汗、气急：多见于心肌梗死。

3) 气急：可见于肺梗死、心肌梗死、气胸、肺炎、COPD/哮喘等。

4) 非对称下肢水肿：可见于深静脉血栓，与肺梗死相关。

5) 新发神经系统体征、或肢体缺血：可能动脉夹层。

6) 吞咽困难、反酸、胃灼热(烧心)：多见于胃食管源性胸痛。

(4) 导致胸痛加重的因素：

1) 活动：缺血性胸痛。

2）食物：胃食管源性。

3）体位：心包炎。

4）吞咽：胃食管源性。

5）躯干运动：胸壁痛。

6）呼吸：肺梗死、肺炎、胸膜炎、气胸。

7）触痛、压痛：可能为胸壁痛。

（5）胸痛的缓解方式：

1）休息或降低活动量：见于缺血性胸痛。

2）硝酸酯类药物：见于缺血性胸痛、食管源性胸痛。

3）坐起：见于心包炎。

4）制酸药：见于胃十二指肠疾病。

（6）询问有无类似的发作：

1）之前有无类似疼痛。

2）此次疼痛与以前发生的心绞痛、或食管源性胸痛是否相似。

3）之前做过何种检查：心电图、超声心动图、运动试验、胸片、冠脉 CT、是否做过冠脉造影等。

（7）患者的危险因素：

1）高血压、糖尿病、血脂异常、吸烟、家族病史：可能是缺血性胸痛。

2）长途飞行、乘车、外科手术、制动、肿瘤及其他高凝状态：可能是肺梗死。

3）高血压长期未控制、体型瘦高：要考虑主动脉夹层可能。

4）自身免疫性疾病、慢性肾病：可能胸膜炎。

5）吸烟：可能为缺血性胸痛、COPD、气胸等。

（8）胸痛患者病史采集要点：

1）什么时候开始？

2）胸痛开始时你在做什么？

3）胸痛是突然发生，还是缓慢发生？

4）可以描述一下你的胸痛吗？

5）胸痛时还有其他部位痛吗？

6）胸痛时有恶心、呕吐、冷汗、气急、黑朦、便意吗？

7）有发热、畏寒、寒战、鼻咽部不适、咳嗽、咳痰吗？

8）最近有过手术、肢体制动、长途飞行吗？

9）最近发现过哪条腿肿胀吗？

10）胸痛是怎么好的：休息、含硝酸甘油片、深呼吸、活动、吃东西？

11）以前有过类似的不适吗？看过医生，做过什么检查吗？

12）仔细询问过去史、家族史、生活习惯等。

2. 体格检查

（1）生命体征：体温、血压，必要时双侧肢体、上下肢对照，呼吸、心率、心律。

（2）颈部：气管有无偏移：气胸。颈静脉是否怒张：气胸、心包填塞、心衰。

（3）胸壁：有无皮疹：带状疱疹。有无触痛、压痛：胸壁痛。

（4）肺部：有无实变体征，呼吸音，哮鸣音，湿罗音，摩擦音。

（5）心血管：心音、心率、心律、杂音、心包摩擦音、肺动脉瓣第二心音。脉搏，包括上下肢动脉搏动，肢体温度。

（6）腹部：上腹部压痛。

（7）神经系统：肢体温度，肌力。

3. 实验室和辅助检查

（1）血常规、血沉、PT、D-二聚体、血培养、痰培养、血气分析、心肌酶等。

（2）心电图。

（3）影像学检查：

1）胸部X线检查：

① 肋骨骨折。

② 汉普顿驼峰：肺梗死。

③ 肺部浸润：肺炎。

④ 纵隔增宽：主动脉夹层。

⑤ 气胸。

⑥ 心影：心包积液。

2）胸部 CT。

3）核素肺灌注扫描：肺梗死。

4）超声。

5）多排 CT：冠心病、肺梗死、主动脉夹层等。

（4）心导管检查：

1）冠脉造影：冠心病。

2）肺动脉造影：肺梗死。

（5）胃镜：上消化道疾病。

3. 胸痛诊断　诊断胸痛时请关注：

（1）心绞痛、心肌梗死。

（2）气胸。

（3）主动脉夹层。

（4）肺梗死。

（5）食管破裂。

（潘晓明）

第十五节　肺栓塞的处理

一、临床表现

肺动脉栓塞(pulmonary embolism，PE)的发病率并不低，但是临床表现缺少特异性，且轻重不一，因人而异，给临床诊断带来困难。这主要与肺栓塞范围大小以及患者基础心肺功能等因素有关。肺栓塞常见的临床表现为呼吸困难、胸痛、晕厥、咯血等。严重时出现低血压或休克、右心衰竭甚至猝死。

1. 呼吸困难　是肺栓塞最常见的症状。由于较大的肺动脉分支发生堵塞，导致该动脉分布区域的肺组织气体交换功能丧失、气血比例失调、肺动脉高压右心衰等，引起患者明显的低氧血症。患者表现为气短，特别是活动后明显加重，甚至发生发绀。查体可见呼吸频率加快，肺部一般无干湿罗音，严重时可出现湿罗音、胸膜摩擦音、心动过速、奔马律、肺动脉瓣 P_2 亢进。呼吸困难的程度及持续时间长短与肺栓塞的大小有关。这种呼吸困难往往是突然发生的，因此在患者回忆发病经过时常常能比较准确地说出发病的时间。如果肺栓塞范围不大，那么呼吸困难可以不明显，或者只是在较重体力活动时才出现。

2. 胸痛　肺栓塞可以导致胸痛，一是肺梗死累及胸膜时出现疼痛，二是严重的缺氧可能导致胸痛。但是肺栓塞发生胸痛的比例并不高，大约在 25%。胸痛可表现为胸膜炎样较为锐利的疼痛，与呼吸运动有关，持续时间长。但多数疼痛程度较轻，表现为胸部闷痛不适。

3. 晕厥　发生率为 11%～20%，提示有较大血栓栓塞。由于栓塞范围较大，明显的低氧血症以及血流动力学改变导致一过性低血压引起大脑供血不足而发生晕厥。在有些患者晕厥是作为肺栓塞的首发症状而就诊的，有些患者晕厥可多次发作。

4. 咯血　发生率并不高，所谓肺栓塞“呼吸困难、胸痛、咯血三联征”临床发生率不到 30%。主要是由严重肺动脉高压或因为肺梗死小血管破裂所致，咯血量一般不大。

5. 其他　心慌很常见，由缺氧导致窦性心动过速所致。其他还有咳嗽、烦躁不安、惊恐甚至濒死感。

6. 血流动力学改变　轻症者血流动力学改变不明显，仅仅有心动过速，肺动脉压力轻度升高，无右心衰竭表现。重症者肺动脉压力明显上升，右心室压力负荷过重导致右心衰竭，出现颈静脉怒张、肝大、水肿等体征。当肺血管床面积减少 50%～70%可持续肺动脉高压，影响左心回心血量，加上持续缺氧导致左心收缩功能下降，心脏输出量下降，出现低血压或休克，甚至发生猝死。

二、诊断与鉴别

肺栓塞的诊断是比较困难的，因为其临床表现缺乏特异性，与哮喘、肺炎、心力衰竭相似，而且有些患者也确实存在这些基础疾病，使得肺栓塞诊断更加困难。因此对肺栓塞的诊断首先是基于对此疾病的警惕，特别是对存在肺栓塞高危因素的患者应重点注意，包括：有深静脉血栓(deep venous thrombosis，DVT)疾病史、近 30 天中有手术史或骨折固定后制动史、有癌症等高凝状态、因中风、心力衰竭长期卧床、妊娠或长期服用避孕药、肥胖等。

当然也有一半左右的肺栓塞患者并无明显的高危因素，在鉴别诊断中应该想到肺栓塞可能。

1. *一般诊断步骤* 对于有肺栓塞相关临床症状和体征者，尤其存在肺栓塞高危因素时应怀疑肺栓塞。在采集相关病史，做体格检查后应该进行初步的临床评估(表 3－2)，并且马上做心电图、胸片、D－二聚体测定、血气分析。如果初步评估高度怀疑肺栓塞，

表 3－2 Wells 肺动脉栓塞临床可能性评估标准

评 价 指 标	分 值
DVT 症状和体征	3
PE 较其他诊断可能性大	3
心率＞100 次/min	1.5
4 周内制动或接受外科手术	1.5
既往有 DVT 或 PE 病史	1
咯血	1
6 个月内行肿瘤治疗或肿瘤转移	1

注：＞4 分为高度可疑，≤4 分为低度可疑。

则直接做影像学检查明确诊断，如为低度怀疑则根据 D-二聚体检查等检查出来后决定是否做进一步影像学检查。明确诊断后应进行肺栓塞危险分层评估，后者与诊断同样重要，它对判断患者预后及指导治疗有重要价值，实际上是完整诊断的一部分。

2. 心电图　无特异性，为缺氧及右心室负荷过重表现。最常见的心电图改变为窦性心动过速，最典型的心电图表现为 $S_{I}Q_{III}T_{III}$，有时表现为右束支传导阻滞、窦性心动过缓等。

3. 胸片　多有异常表现，但缺乏特异性。肺缺血征象如肺纹理稀疏、纤细；患侧膈肌抬高，少量胸腔积液；肺动脉高压明显者可见肺动脉段突出，右心室扩大表现。有时可见楔形肺梗死影像。

4. D-二聚体　为肺栓塞排除性指标，D-二聚体阴性者可排除肺栓塞。D-二聚体明显升高者提示存在肺栓塞可能，应结合病史及其他检查结果综合考虑，如仍然怀疑肺栓塞则做进一步影像学检查确诊。

5. 血气分析　是肺栓塞的筛选性指标。特点是低氧血症、低碳酸血症、肺泡动脉氧分压差增大及呼吸性碱中毒。临床上绝大部分患者存在低氧血症。

6. 超声心动图　有重要诊断与鉴别诊断价值。肺栓塞患者超声心动图检查有时可发现肺动脉近端或右心腔内的血栓，可直接明确诊断。但更多时候通过发现右心室负荷过重表现来提供诊断依据。包括右心室扩张、三尖瓣关闭不全、肺动脉压力升高、室间隔偏向左侧及异常运动等。另外超声能发现下肢深静脉血栓，明确血栓来源。

7. CT 肺动脉血管造影（computerized tomography pulmonary angiography，CTPA）　对肺栓塞具有确诊价值，目前基本取代了有创性肺动脉造影检查。CTPA 诊断肺栓塞的直接征象为肺动脉内低密度充盈缺损，部分或完全包围在不透光的血流之内（轨道征），或者呈完全充盈缺损，远端血管不显影。间接征象有盘状肺不张或楔形高密度区、中心肺动脉扩张及远端肺小动脉减少或消失。CTPA 诊断敏感性为 90%，特异性 78%～100%。对于亚段及远端肺动脉显影较差，如果临床高度怀疑肺栓塞而 CTPA 未见异常，应进一步做其他影像检查，如肺通气灌注扫描、肺动脉造影等。

8. 肺动脉造影 诊断肺栓塞的金标准。敏感性为 98%，特异性 95%～98%。其他诊断方法无法确诊或者准备进行介入治疗者考虑做此检查。

综上，肺动脉栓塞诊断流程见图 3-2。

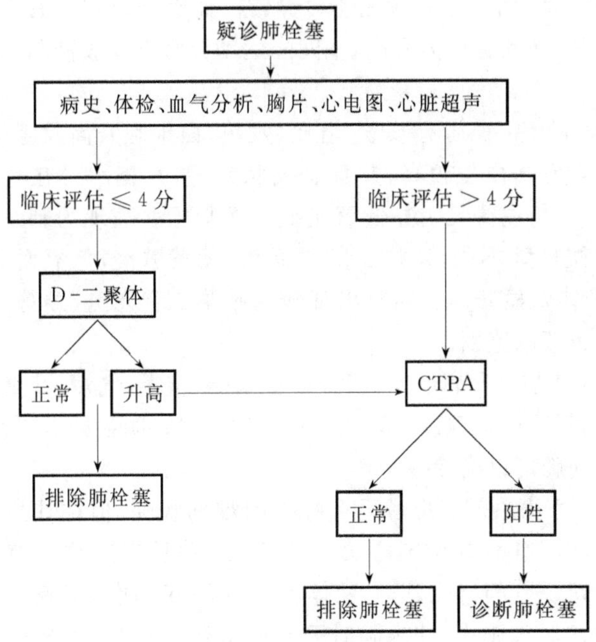

图 3-2 肺动脉栓塞诊断流程

9. 鉴别诊断

(1) 急性心肌梗死：患者有明显胸痛胸闷，大面积心梗可以出现心衰气急，也可以出现低血压或休克。但胸痛是最常见的心梗表现，绝大部分患者有明显的胸闷胸痛而没有呼吸困难，而肺栓塞多数表现为呼吸困难，胸痛则少见，同时可能存在深静脉血栓病史或体征。心电图检查早期就有急性心肌梗死特征性改变，表现为ST段抬高，T波动态改变，有时出现Q波，而且心电图改变具有定位特点。非ST抬高型心肌梗死则可能往往定位不明显，ST段压低也容易与肺栓塞时心肌缺血相混淆，但ST-T波往往有动态变化，肌钙蛋白测定值往往明显升高，与肺栓塞时肌钙蛋白轻度升高不同。急性心肌梗死时D-二聚体可以正常或轻度升高，但肺栓塞时往往升高明显。心脏超声检查提示左心室节段运动异常，而右心系统无明显异常。而肺栓塞则有右心室负荷过重表现，肺动脉压力升高，室间隔运动异常以及股静脉压迫试验异常。

(2) 肺炎：患者有咳嗽、咯血、发热、白细胞升高及呼吸困难。但是患者发热往往较高，并且有黄脓痰，胸片提示存在片状炎症影，血气分析往往无明显低氧血症。而肺栓塞表现为肺纹理稀少或者有楔形肺不张，发热一般是低热，无黄脓痰，低氧血症明显，D-二聚体明显升高。同时出现肺动脉第二音亢进、颈静脉怒张、水肿等也可以鉴别。

(3) 气胸：发病也比较急，可有胸痛、咳嗽、气短，甚至少量咯血，但胸部叩诊呈现过清音或鼓音伴有呼吸音明显减低或消失，胸片提示气胸可以确诊。

(4) 心力衰竭：患者可有呼吸困难和水肿，但往往患者以往有明确的心脏病基础或心力衰竭病史，并且近期往往有明确的心力衰竭诱发因素。D-二聚体不高，而BNP明显升高。血气分析无明显低氧血症，肺水肿时可有明显低氧血症，但经过治疗后短时间内可以纠正。心脏超声检查往往提示左心功能降低。而肺栓塞患者往往无明显原因的发生呼吸困难，D-二聚体明显升高，BNP正常或轻度升高，血气分析提示低氧血症，而且吸氧不容易纠正。心脏超声提示肺动脉压力升高，右心室增大或室间隔偏向左心室且运动异常。有些患者在心力衰竭基础上并发肺栓塞则诊断较为困难，在综合分析病史及相关检查后进行 CTPA 检查才能鉴别。

三、危险分层

根据肺栓塞对血流动力学、右心功能及心肌损伤等指标的影响程度进行临床危险分层(表 3－3)。危险程度越高，死亡率越高，预后越差。危险分层对采取何种治疗方式有指导作用。高危患者往往为大面积或次大面积肺栓塞，血流动力学严重损害，危及生命，应当积极溶栓或去栓，改善血流动力学异常，降低患者死亡率，同时予以抗凝治疗防止复发。中低危险者预后相对良好，主要是对症治疗及抗凝治疗预防复发。

所谓大面积肺栓塞，指的是肺栓塞导致低血压(收缩压＜90 mmHg)持续至少 15 min 以上或者需要升压药物维持血压，且能排除其他原因。次大面积肺栓塞，指的是肺栓塞没有导致低血压，但有右心室功能障碍(超声心动图提示右心室扩张及右心室收缩功能障碍，或 CT 提示右心室扩张，或 BNP＞90 ng/L，或 NT－proBNP＞500 ng/L，或心电图出现新发的完全性右束支传导阻滞，前间隔 ST－T 改变。)或心肌坏死证据(cTNT＞0.1 μg/L 或 cTNI＞0.4 μg/L)。

表 3－3　急性肺栓塞危险分层

死亡危险	危险度标识			推荐治疗
	休克或低血压	右心室功能障碍	心肌损害	
高危 (＞15%)	+ −	+ +	+ +	溶栓或肺动脉取栓、抗凝
中危 (＞3～15%)	−	+ −	− +	住院治疗、抗凝
低危 (＜1%)	−	−	−	早期出院或门诊治疗、抗凝

四、治疗

肺栓塞的治疗原则是根据危险分层决定相应的救治措施。对高危患者应尽快去除血栓栓塞,恢复血流动力学稳定,减少死亡率,并积极抗凝治疗,防止疾病复发。对中低危、血流动力学稳定患者,应以抗凝治疗为主的综合治疗,防止疾病复发。

1. *一般治疗* 进入 CCU 病房监护,监测生命体征,吸氧,必要时镇静止痛治疗。

2. *呼吸循环支持治疗* 当鼻导管或面罩吸氧不能纠正低氧血症时,应给与呼吸机辅助呼吸,包括无创呼吸机或有创呼吸机辅助呼吸,监测血气分析,调整呼吸参数。对低血压或休克患者应尽量不用呼吸末正压呼吸以免影响循环稳定。

对右心功能障碍患者血压正常时给予多巴胺或多巴酚丁胺治疗,一方面有强心作用,另一方面有肺动脉扩张作用。当出现低血压或休克时加大剂量或用去甲肾上腺素等其他升压药物维持血压稳定。

3. *抗凝治疗* 高度疑诊或确诊者应立即抗凝治疗。

(1) 普通肝素:先按 80 IU/kg 给予负荷剂量,之后 18 IU/(kg · h)静脉持续滴注,并监测 APTT,调整剂量,使之维持在正常值的 1.5~2.5 倍。对于需要进行溶栓治疗或者需要放置静脉滤器或介入治疗等患者,应用普通肝素在停药或重新启用抗凝时比低分子肝素方便。

(2) 低分子肝素:按照体重给药,一般不需要监测。

(3) 华法林:初始与肝素联用,因其起效慢,一般在 5 天左右才能起效。2.5~3.0 mg/d,3~4 d 测定一次凝血酶原时间及国际标准化比例(INR),调整剂量使 INR 达到 2~3 时停用肝素治疗,维持华法林口服并定期监测 INR,必要时调整剂量使之维持在2~3。妊娠前 3 个月和最后 6 周禁用华法林,用低分子肝素抗凝。

(4) 其他新型抗凝药物:如磺达肝葵钠、利伐沙班等,目前国内还缺少应用经验，相关部门也没有批准相关适应证。

抗凝治疗时间因病因不同而长短不一。对短期制动、创伤或手术、口服雌激素等原因引起的血栓栓塞，抗凝治疗 3～6 个月。对血栓来源不明者至少抗凝 6 个月。对合并 DVT、特发性凝血因子异常并发 DVT、复发性肺栓塞或合并慢性血栓性肺栓塞肺动脉高压、肿瘤合并肺栓塞者应当长期抗凝治疗。

4. *溶栓治疗* 早期溶栓治疗可以迅速溶解血栓，恢复血流，降低死亡率和复发率，降低慢性血栓栓塞性肺动脉高压的发生率。

(1) 适应证：大面积或次大面积肺栓塞，又无明显出血风险者。或者病程中出现血流动力学不稳定、呼吸衰竭恶化、严重右心衰竭、严重心肌坏死者。

(2) 禁忌证：

1) 绝对禁忌证：① 活动性内出血；② 既往颅内出血；③ 已知颅内恶性肿瘤、已知颅内血管性疾病；④ 3 个月内缺血性卒中；⑤ 怀疑主动脉夹层；⑥ 近期脑部或椎管手术；⑦ 近期颅内或面部损伤经影像学证实存在骨折或脑损伤。

2) 相对禁忌证：① 2 周内大手术、分娩、器官活检或不能压迫部位的血管穿刺；② 3 个月前缺血性卒中；③ 10 d 内胃肠道出血；④ 15 d 内严重创伤；⑤ 1 个月内神经外科或眼科手术；⑥ 难以控制的高血压；⑦ 近期曾行心肺复苏；⑧ 妊娠；⑨ 血小板计数$<100\times10^9$；⑩ 其他：感染性心内膜炎、严重肝肾功能异常、糖尿病出血性视网膜病变、出血性疾病、动脉瘤、左心房血栓、年龄>75 岁等。

(3) 溶栓治疗时间窗：确定诊断并根据危险分层需要溶栓治疗，又不存在溶栓禁忌证者尽快进行溶栓治疗。48 h 内进行溶栓治疗能够取得最好的疗效，6～14 d 内有症状者溶栓治疗也能获益。

(4) 溶栓前准备：行血常规、血型、APTT、肝肾功能、动脉血气分析、超声心动图、心电图，胸片等检查，作为诊断及确定溶栓的判断依据，也作为溶栓疗效观察的基线情况以便对照。另外需要跟家属谈话，签署溶栓知情同意书，备血。

(5) 常用溶栓药物：

1) 阿替普酶：首选药物，100 mg 在 2 h 内静脉滴注完毕。

2) rt-PA：50～100 mg 在 2 h 内静脉滴注完毕，无需负荷剂量。

3) 尿激酶：每 2 小时 20 000 单位静脉持续滴注，总量10 万～20 万单位。

确定进行溶栓治疗后应及时停用普通肝素，溶栓药物静滴完毕后，测定 APTT，如 APTT≤80 s，即可以维持剂量静脉滴注普通肝素，不需再给予负荷剂量。如果 APTT>80 s，待 4 h 后复查，一般会降到 80 s 以下，此时再静脉滴注肝素维持量。

(6) 溶栓有效指标：

1) 症状好转，尤其是呼吸困难减轻或消失。

2) 心率减慢，血压上升，脉压增宽。

3) 血气分析指标好转。

4) 心电图提示急性右心室负荷加重表现有好转。

5) 胸片提示原先缺血区域肺血增加。

6) 超声心动图提示右心室功能改善，肺动脉压降低。

5. 肺动脉血栓摘除术　适用于危及生命的急性大块肺栓塞，或主肺动脉、主要分支完全堵塞，且有溶栓禁忌证，或溶栓治疗失败者。仅限于肺动脉主干及叶动脉内血栓摘除。

6. 心导管介入治疗　适应证基本同肺动脉血栓摘除术，通过吸栓、碎栓开通栓塞血管，恢复血流动力学稳定。仅限于肺动脉主干和叶动脉。

7. 下腔静脉滤器　用于预防下肢深静脉血栓栓塞导致肺栓塞复发。一般采用可回收滤器，短期使用，2 周左右回收撤除。永久性滤器并发症多而较少应用。

（徐荣良）

第十六节　主动脉夹层的处理

主动脉夹层(aortic dissection，AD)属于急性主动脉综合征。后者包括：主动脉夹层、主动脉壁内血肿、主动脉穿通性溃疡，三者可合并存在或相互转换。临床上主动脉夹层相对多见一些，而且病情进展迅速并危及生命。尽管主动脉夹层发病率不高，但病死率非常高，发病最初 24 h 内如不救治，病死率高达 30%左右。

主动脉夹层可见于不同年龄段的患者，发病高峰在 50～70 岁，其中升主动脉夹层多见于 50～60 岁，降主动脉夹层多见于 60～70岁。病因也不尽相同，主要与主动脉壁承受过高压力和主动脉中层变性有关。多数在动脉粥样硬化或者内膜薄弱情况下，高压力血流冲击撕裂内膜而发病，有些在主动脉壁内出血，血肿胀破内膜导致发病，或两者兼有。

临床上根据主动脉夹层累及部位进行分型，有 DeBakey 分类法和 Stanford 分类法两种。后者较简单，凡是夹层累及升主动脉者称为 A 型，夹层仅仅累及降主动脉者称为 B 型。分类与评估风险及选择治疗方案有关。

根据病程长短又可以分为急性夹层(发病 2 周内)、慢性(2 周以上)。急性期死亡率最高，尤其是发病的最初 24 h 内。

一、临床表现

主要表现为特征性“主动脉性疼痛”和夹层撕裂影响相关血管供血、损害心脏结构等引起的症状和体征。

(1) 胸背部疼痛：是最常见的临床症状，几乎所有患者均有胸痛或背痛。其特点是：

1) 突然起病，常常在举重物、用力屏气或创伤后发生。

2) 疼痛常常呈现为撕裂样锐痛，疼痛程度剧烈。患者往往描述为胸中被刀割一样，或者后背像被棍子击打一样疼痛。一开始便达到高峰，呈持续性。

3）疼痛部位可随着夹层的撕裂进展而发生改变。比如夹层由升主动脉开始时表现为剧烈胸痛，当夹层扩展至主动脉弓时合并有颈部、下颌甚至头部放射样疼痛，到降主动脉时出现剧烈背部疼痛，有时伴有腹痛或下肢疼痛。如夹层由降主动脉扩展到升主动脉则相反。

4）也有少部分患者（＜5％）疼痛并不剧烈，表现为胸闷、胸部烧灼感等不适。

（2）多数患者焦躁不安、恐惧、有濒死感。少部分患者因剧烈疼痛出现休克样表现。

（3）少部分患者由于夹层累及相关动脉分支的供血，而伴发晕厥、脑卒中、肋间动脉受阻导致脊髓缺血截瘫、心肌梗死、心脏骤停等。当升主动脉夹层破入左心室会引发主动脉瓣关闭不全、急性心力衰竭。夹层破入心包则发生急性心包填塞而猝死。

（4）体检发现：主动脉夹层如果没有累及相关血管供血或心脏结构一般无特异性体征，患者表现为焦虑不安、出冷汗、血压升高或偏低，心率快。当出现相关并发症时则表现多种体征。

比较有特征性的体征是：① 无脉征（往往是单侧肢体），比如左锁骨下动脉受压时左上肢无脉搏；② 神经系统体征，多见于升主动脉夹层累及主动脉弓，导致颈动脉或椎动脉供血障碍；③ 主动脉瓣关闭不全（闻及主动脉瓣区舒张期泼水样杂音），因升主动脉夹层破入左心室所致，多见于升主动脉夹层。当剧烈胸痛或背痛伴有上述体征时应当考虑主动脉夹层可能性较大。

二、诊断

主动脉夹层发病急，进展快，死亡率高，因此必须及时诊断治疗才能降低死亡率。诊断依据主要包括临床表现、胸部增强 CT 扫描或胸部磁共振成像、超声心动图检查等。

1. 临床表现 突然发生剧烈胸痛或背痛，特别是在搬重物、举重、大便屏气、胸部受撞击等情况下突发胸痛应考虑此病可能。疼痛为撕裂样或者刀割样，一开始就达到疼痛的高峰。这与心肌梗死、心绞痛不一样，后者往往是闷痛或压榨样疼痛，不是锐性疼痛，而且开始较轻逐渐加重达到高峰。如伴发肢体无脉征、神经系统体征或出现主动脉瓣关闭不全时尤其要考虑主动脉夹层。多数患者表现烦躁、焦虑、恐惧、有濒死感。

有些患者存在主动脉夹层危险因素：严重高血压、服用可卡因、原先有主动脉缩窄、马方综合征、Turner 综合征、二叶主动脉瓣、大动脉炎、巨细胞动脉炎、妊娠、长期使用激素等病史。

2. 心电图 无特异性，诊断价值不大，主要用于鉴别心肌梗死。但有时主动脉夹层可能会并发下壁急性心肌梗死（1%～2%），使得诊断变得困难，往往会漏诊主动脉夹层而进行心导管介入治疗，术中血管造影才明确主动脉夹层。这样会延迟主动脉夹层的诊断和治疗，增加死亡率，二来应用抗凝抗血小板药物以及导管操作会加重主动脉夹层病情，甚至诱发大出血。所以当患者出现“主动脉性疼痛”又伴有急性下壁心肌梗死时应当考虑主动脉夹层可能。

3. 胸片 可能是首个提示主动脉夹层的线索，多数情况下胸片显示主动脉影增宽。有时表现为非特异性的上纵隔增宽。当主动脉弓存在钙化时可以看到钙化的内膜与主动脉外膜之间分离现象。如果有发病前胸片与之对照则更能够发现主动脉影或者上纵隔影增宽现象。但是少部分患者胸片无明显异常。

4. 胸部 CT 增强扫描 胸部 CT 增强扫描具有确诊价值，心电图门控多排探测器 CT 伪影少、图像更清晰。CT 可以清晰显示动脉夹层影像，包括血管真假腔、撕裂的内膜片、血管假腔的入口或出口、累及血管的范围以及分支血管受累情况、假腔内血栓等等。同时还能显示心包积液、主动脉周围血肿或心包血肿等。一旦怀疑主动脉夹层应及时进行此项检查。不用对比剂增强会降低诊断率。

5. 胸部磁共振成像 同样对主动脉夹层有确诊价值（敏感性

95%～100%，特异性 94%～98%)，并且不需要注射碘对比剂，无辐射损伤。当患者有碘过敏时可以考虑此检查。但是患者如体内有金属装置如起搏器、人工关节等，则不宜做磁共振。目前胸部 CT 和磁共振检查已替代了主动脉造影的诊断作用。

6. *超声心动图* 有较好的诊断价值，且便捷无创，可在床边检查。尤其对 A 型夹层影像能较好地显示。也能显示主动脉瓣关闭不全和心包积血，了解心功能状况。经食道超声心动图检查效果更佳。

7. *生物学指标* D-二聚体在发病 6 h 内超过 1 600 ng/L 具有较高的阳性预测价值。发病 24 h 内 D-二聚体未超过 500 ng/L 则主动脉夹层可能性较小，但目前临床上不作为主要的诊断依据。另外部分患者肌钙蛋白、BNP 有轻度升高。

三、治疗

根据病变分类制定不同的治疗方案。一般原则是：A 型病变选择手术治疗；B 型病变根据不同情况选择药物治疗、手术治疗或介入治疗。

1. *一般治疗* 一旦确诊主动脉夹层应进入抢救室立即进行监护治疗，观察生命体征，必要时给予吸氧、建立静脉通道，做常规、生化、凝血指标、血型等检查、备血。

2. *立即请外科会诊* 告知家属病情危重，签署知情同意书。

3. *药物治疗*

(1) 镇静止痛：给予吗啡皮下或静脉注射。

(2) 控制血压心率：将血压维持在较低水平(收缩压在 100 mmHg左右)，减慢心率(60/min 左右)和降低心肌收缩力，以减轻血流对主动脉的冲击损伤。常用药物为 β 受体阻滞剂，及早使用，及时调整剂量。如心率控制后血压仍高，使用硝酸甘油或者硝普钠静脉滴注(注意一定在 β 受体阻滞剂基础上使用，先用或单用会增强心肌收缩及主动脉扩张)。

如患者血流动力学不稳定，考虑病情进展，应及早影像学检查明确诊断，需要急诊手术时及早安排手术。如出现休克应给予快速输液，升压药物治疗。

4. 外科手术

(1) A型病变考虑手术治疗，防止主动脉破裂和心包填塞。出现主动脉瓣反流时行带瓣膜主动脉置换术。

(2) B型病变无并发症者内科保守治疗，密切观察病情是否变化。

(3) B型病变伴有主动脉破裂、主动脉扩张、动脉瘤形成、重要脏器或肢体缺血、疼痛持续或反复发作药物无效时考虑手术治疗。

5. 介入治疗　是部分外科手术的替代方法或者外科手术前的姑息治疗，主要优点是创伤小，恢复快，手术并发症相对少。包括以下术式：

(1) 经皮内膜开窗术(降低假腔内压力，改善主动脉真腔及分支血管血流)。

(2) 主动脉分支血管支架置入术(闭合假腔同时恢复重要分支血管的血供)。

(3) 覆膜支架腔内修复术(改善真腔血流同时降低假腔压力，加固动脉壁，防止动脉破裂出血)。

(徐荣良)

第十七节　急性心包填塞的处理

急性心包填塞是由于心包内液体(血液、渗出液)快速或大量积聚，心包内压力急剧升高，压迫心脏，导致严重循环障碍的临床综合征。它是危及生命的急症，必须及时诊断，果断处理方能挽救患者的生命。

一、临床表现

急性心包填塞常见于心导管检查及心脏介入治疗术中及术后早期，也较常见于心脏外科手术后出血及胸部创伤，其他情况包括：心包炎、肿瘤心包转移等伴有大量心包积液；急性心肌梗死并发心脏破裂；主动脉夹层破入心包。

1. 胸痛　多见于心导管检查或操作当中，比如导丝或者导管穿出心腔、血管进入心包；或射频放电过程中发生爆裂气压伤穿透心肌等情况都会有胸痛感觉。此时医生应特别注意观察是否发生心包填塞，可以说胸痛是一种警告，多数心血管穿孔患者可能在数分钟至数十分钟内发生急性心包填塞。

2. 胸闷气短　由于心包内压力上升首先压迫压力较低的右心房右心室，导致回心血量明显减少，肺循环血流量不足，气血比例失调，引起低氧血症。因此患者首先感到胸闷气短。对于原有心包积液的患者早先就有胸闷气短，当积液量进一步增加发生心包填塞时，胸闷气短程度明显加重。

3. 低血压/休克　由于回心血量减少以及心脏舒张活动受限，使得左心输出量明显减少，出现血压下降，心率加快(有时心率减慢，可能与迷走反射或者严重心脏缺氧有关)，脉压差减小有奇脉。对介入治疗或心脏手术后发生心包填塞的患者，低血压发生后将很快进入休克状态：意识模糊、烦躁不安、抽搐，或很快进入神志不清、呼之不应、四肢发凉、皮肤湿冷。颈静脉怒张、肝脏肿大、心音减弱或遥远感。对原有心包积液患者，病情进展一般比手术出血并发的心包填塞要慢些。因为急性心包内出血量只要超过150～200 mL，心包内压力就会急剧升高，压迫心脏。而心包炎症时渗出液累积速度较慢，心包外膜可适应性扩大，心包内压力升高较慢，加上心脏本身的代偿作用，增加了心输出量。一般积液量超过 800～1 000 mL 以上才可能发生心包填塞。

二、诊断

急性心包填塞诊断比较容易，但是必须要想到此病的可能性。诊断依据包括病史体检、超声心动图、X线透视。其中超声心动图最为便捷敏感准确。

1. 病史与体征　患者在心脏介入诊治或心脏手术后短期内出现低血压或休克，应首先考虑心包内出血或其他部位大出血。原先有大量心包积液患者则容易联想到此症。查体发现患者呼吸困难、心率加快，脉搏微弱有奇脉，收缩压<90 mmHg，颈静脉怒张、肝脏肿大、心脏浊音界增大，心音减弱。如出现休克则意识模糊、四肢湿冷。

2. 超声心动图　有重要诊断价值。一旦怀疑心包填塞应马上进行床边超声检查。可以迅速明确是否存在心包积液、积液分布区域及积液量多少，同时可发现心脏受压后心腔变小，扩张的腔静脉在吸气时也不缩小，心室舒张受限，心搏出量降低。另外心脏超声可以指导心包穿刺引流。

3. X线透视　如果在介入手术中发生急性心包填塞，透视下可以看到心影增大，心脏搏动减弱或消失，双层心影（内层为心脏影，外层为心包积液影）。同时对心包穿刺也有指导作用。

4. 心电图　多数表现为窦性心动过速（有时为心动过缓），肢导低电压，ST-T改变。大量心包积液患者有时QRS波呈现电交替现象，是心脏在大量积液中飘动所致。总的说来心电图无特异性，诊断价值不大。

5. 鉴别诊断　需要与伴有低血压或休克同时又有静脉怒张的疾病相鉴别。比如急性肺栓塞、肺动脉高压疾病导致的右心功能衰竭、右心室梗死引起的低血压右心功能衰竭等。

三、治疗

（1）一般治疗：心电血压监护，吸氧。建立静脉通道，快速输注生理盐水或平衡液(10 min 内输 500 mL,可明显增加心脏输出量)。

(2) 应用升压药物多巴胺维持血压,但往往效果欠佳或者无效。

(3) 如果是心包内出血,测血型、血交叉,备血。如果不再进行手术操作,器械撤除后应用适量鱼精蛋白中和肝素作用。

(4) 心包穿刺引流术:这是急性心包填塞治疗的关键措施,在明确诊断后应立即进行穿刺引流,不要因其他原因耽搁时间。具体方法见相关章节。

(5) 心包穿刺注意事项:

1) 对于心肌梗死心脏破裂、主动脉夹层破入心包及创伤所引起的心包填塞,心包穿刺属于相对禁忌证。因为破口大,基本不能闭合,穿刺引流将加快出血。实际上这些情况将很快导致患者死亡,几乎没有机会抢救。

2) 如心包引流后出血不止且出血量大,或血压不稳定,应及时请外科会诊,做心脏或者血管修补术。

3) 如心包内有大量血凝块或者纤维蛋白沉积物或大量新生物存在,导致穿刺引流困难而无法缓解心包填塞时,考虑外科会诊,开胸心包引流。

4) 由大量心包积液引起的心包填塞经过心包穿刺引流后都能解除心包填塞,但是首次引流量不宜超过 500 mL,以免诱发肺水肿。

(6) 如低血压时间较长,因注意复查血气分析和血液生化指标,纠正酸碱紊乱和电解质紊乱,保护心、肾、脑功能。

(徐荣良)

第十八节　稀释性低钠血症的处理

低钠血症是指血清钠浓度低于 135 mmol/L,常伴有血浆渗透压的下降。血钠 121～134 mmol/L 为轻度低钠血症，110～120 mmol/L 为中度低钠血症，＜110 mmol/L 为重度低钠血症。低钠血症可分为缺钠性低钠血症（又称容量减少性）和稀释性低钠血症（又称难治性水肿）两种类型。前者多因利尿过度所致，患者血容量减低，尿少而尿比重高，尿钠、血钠及氯均低，尿素氮及红细胞压积升高。而后者见于心衰恶化患者，水钠均有潴留，而水潴留更多，尿少比重低，血钠及氯均低，尿钠正常或升高，红细胞压积降低。主要是指水过多而言。此外在高血糖或使用甘露醇等脱水药时，可致细胞外液渗透压增高，细胞内液水移向细胞外，血钠被稀释。特点是总钠量可正常或增加，血清钠浓度降低。

一、临床表现

急性稀释性低钠血症：见于各种原因的补液量过多，而水排出量减少的患者。如急性肾衰竭、充血性心衰急性加重、抗利尿激素分泌异常综合征（SIADH）等。机体钠的含量并不减少，实际是水中毒。临床表现与血钠降低的速度有关。血清钠迅速下降者可出现急性水中毒综合征。一般不出现局灶性神经系统体征，但由中枢神经系统疾病诱发的 SIADH 可出现局灶性神经系统体征。但纠正低钠血症后这些体征很快消失，则可认为是低钠血症引起的。

慢性稀释性低钠血症：常见于慢性呼吸衰竭、慢性心功能不全或肝硬化腹水者。该型患者体重增加，一般无周围性水肿，但心、肝、肾慢性疾病伴发者可有周围性水肿。因血钠下降缓慢常无神经系统症状或症状轻微。但这些患者在应用利尿剂或合并呕吐、腹泻等导致钠丢失和血容量降低的疾病时，可使其稳定的低水平血清钠浓度进一步降低，出现神经精神症状。极严重的慢性稀释性低钠血症也可出现神经系统症状。

二、诊断

1. *确定是否真正有低钠血症*　严重高脂血症可被测定为低

钠血症，这是因为正常血浆含水量仅占93%，该部分为钠盐真正溶解部分。严重高脂血症时，血浆含水量相对减少，此时血渗仍正常，血浆色呈乳白色可以作为佐证；少数情况时，异常高蛋白血症（如异常球蛋白血症），也可使血浆中含水部分比例减少。实质上，上述两种情况的血浆内含水部分血 Na^+ 及血渗均正常。血中积聚过多具有渗透活性的渗质也可出现低钠血症，此时因为渗透梯度差使细胞内水分被透出到细胞外液，使血浆被稀释，常见原因为血糖过高、使用渗透性脱水剂（例如甘露醇等）。

2. 估计细胞外液容量状况

（1）细胞外液低者，低钠血症主要由体液绝对或相对不足所致。血压偏低或下降，皮肤弹性差，以及实验室检查所见BUN上升、肌酐轻度上升等常易确定。病史中如有胃肠道液体丢失、大量出汗、尿钠＜10 mmol/L者，提示经肾外丢失；尿钠＞20 mmol/L，病史中又有应用利尿剂，或检查有糖尿病或肾上腺皮质功能减退的症状者则可确定为经肾丢失。尿钾测定也很重要，高者常提示有近端或髓襻的 Na^+ 重吸收障碍，或者由呕吐、利尿剂等引起；低者则提示有醛固酮过低情况。

（2）细胞外液不低者同时有水肿或第三体腔体液积聚者，低钠血症大多因心、肝、肾等造成水肿形成的情况而致。如无水肿、血压正常、同时无任何体液过少的迹象的低钠血症主要是由ADH分泌过多而引起。此时如果有严重少尿、血BUN、肌酐明显升高，尿钠排泄仍＞20 mmol/L者，为肾衰竭引起；如果尿渗明显降低[＜80 mOsm/(kg · H_2O)]，且伴有明显多饮，则本病可能由多饮引起，常见原因为精神病，或者服用某些导致严重口渴药物（如三环族抗忧郁药物）引起。

三、治疗

1. 一般治疗　治疗要点在于控制水的摄入量，配合利尿，逐渐纠正细胞外液低渗状态。症状轻者只要适当限制水摄入量。

2. 掌握限水和利尿的平衡　心、肝、肾功能受损的患者稀释性低钠血症的发病机制是多因素的，患者总体钠不减少，往往是过多，其总体水也过多，常有水肿、胸腔积液或腹水，但总体水大于总体钠。这类患者治疗比较困难。纠正低钠血症，给予钠盐可加重水肿；纠正总体水过多，用利尿药则可加重低钠血症，而过分限水患者不易接受。原则上每天摄入水量应少于每天尿量和不显性失水量之和。可适当使用襻利尿药以增加水的排泄，因为襻利尿药可抑制 ADH 对集合管的作用，使水重吸收减少；但用过多襻利尿药可加重钠的丢失。这类患者除限水外，同时也要限钠摄入量。慢性稀释性低钠血症应严格控制入水量为主，同时缓慢利尿，适当补充钠和钾。

3. 具体治疗措施　稀释性低钠血症症状重，预后差，病死率高。应严格限制水的入量，须将每日液体入量控制在 1 000 mL 以下。宁少勿多，使体重下降 0.2～0.5 kg/d，必要时可短期试用糖皮质激素，减少远曲小管和集合管对水的重吸收，促进水排泄。

4. 精氨酸加压素(AVP) V_2 受体拮抗剂——托伐普坦　托伐普坦，一种口服选择性 AVP V_2 受体拮抗药，通过抑制 AVP 作用增加排水而不增加排钠的效果，作为一个新型利尿剂，能够选择性阻断肾小管上的精氨酸血管加压素受体，具有排水不排钠的特点。特别适用于伴有顽固性稀释性低钠血症的心衰患者，使稀释性低钠血症患者的血钠正常化。2013 ACCF/AHA 心衰治疗指南和 2014 最新中国成人心衰指南均推荐其用于伴有稀释性低钠血症的心衰患者。

（乔增勇）

第十九节　心肾综合征的处理

心肾综合征(cardiorenal syndrome CRS)的概念最初的定义

仅包括严重慢性心力衰竭(chronic heart failure, CHF)导致的慢性肾功能不全。但由于CRS包括不同的临床急慢性心脏或肾脏功能衰竭,无论心脏还是肾脏作为原发性受损器官均可通过不同的机制影响另一器官的功能。现在对于CRS的定义是指心脏或肾脏急、慢性功能不全引起另一器官功能受损的临床综合征。

一、临床表现

根据发病机制及时间先后,临床表现共五型。

Ⅰ型CRS为心功能急剧恶化(如急性心源性休克或急性失代偿性充血性CHF)导致的急性肾脏损伤。

Ⅱ型CRS为慢性心功能不全(如慢性充血性CHF)导致慢性肾功能不全。

Ⅲ型CRS为急性肾功能不全(急性肾缺血或肾小球肾炎)导致心功能不全。

Ⅳ型CRS为慢性肾功能不全(慢性肾小球或肾小管疾病)导致的慢性心功能不全。

Ⅴ型CRS是由于全身性的急/慢性疾病(如糖尿病、败血症、淀粉样变)导致心脏和肾脏同时损伤。

二、诊断

CRS的概念2004年已问世,但直至2008年方达成共识。CRS的早期诊断主要指Ⅰ型和Ⅲ型CRS的早期诊断。目前急性心力衰竭的早期标志物已比较明确,如肌钙蛋白、心脏型脂肪酸结合蛋白(H-FABP)、脑钠肽(BNP)等。而Ⅰ型CRS涉及的AKI的诊断标准,包括2002年的RIFLE标准、2005年的AKIN标准和2010年的KDIGO标准,其中,AKI诊断的时间窗从1周缩短到了48 h,这虽在一定程度上提高了诊断的敏感度,但诊断指标仍然为血肌酐和尿量,仍然滞后,这导致临床干预不及时。

三、治疗

1. *利尿剂*　利尿剂为CRS治疗的常用首选药物，药物剂量应根据患者的肌酐清除率(Ccr)进行调整。如果Ccr＜50 mL/min，噻嗪类利尿剂的作用十分有限，应选用袢利尿剂，通常需大剂量给药。应用利尿剂的过程中应注意利尿剂抵抗的出现，即患者对口服或静脉应用利尿剂治疗反应降低或无反应，常提示CRS患者的病情预后不良。一旦出现利尿剂抵抗，建议可采用如下措施：增加利尿剂的剂量、或联合应用不同类型的利尿剂(如噻嗪类、醛固酮拮抗剂等)、或将口服利尿剂改为静脉利尿剂、或将静脉推注改为持续性静脉输入、或联合使用血管扩张剂等。此外，在使用利尿剂时要注意肾脏灌注不足的问题，确保中心静脉压充足，以防止加重肾脏的损伤。

2. *血管紧张素转化酶抑制剂(ACEI)/血管紧张素Ⅱ受体拮抗剂(ARB)*　是治疗心力衰竭的重要药物，它不仅能够抑制循环中的肾素-血管紧张素系统(RAS)，同时具有抑制心脏组织和肾脏组织局部RAS的功能，抑制交感神经的兴奋性。早期应用可以改善心功能，抑制和延缓心室重塑，还有利于保护肾功能。但由于CRS患者存在肾功能不全，发生高钾血症和血清肌酐增高的风险明显提高，故临床医师在应用时顾虑较大。对于临床无尿、高血钾、CKD晚期未行肾脏替代治疗的患者应禁用ACEI/ARB；而对于其他CRS患者可谨慎试用，但应密切注意尿量、血清肌酐、血钾等的变化，及时调整药物的剂量，甚至停药。

3. *肾脏替代治疗*　适时进行肾脏替代治疗，可以为CRS患者原发病的治疗争取时机。对于水肿明显，而利尿剂抵抗的CRS患者可考虑血液单纯超滤以去除过多水分。对于严重的急性肾损害(AKI)的CRS患者，尤其是Ⅲ型CRS，建议行CRRT治疗，以避免由于血液透析所致血流动力学不稳定加重心肌缺血，诱发心律失常等的发生。而对于CKD晚期的患者，可给予透析治疗。

4．其他治疗　贫血在Ⅱ型和Ⅳ型CRS的发生发展中起着非常重要的作用，纠正贫血可有效改善心肾功能。采用的治疗手段包括：促红细胞生成素(EPO)、铁剂以及叶酸等。其中EPO除了能够促进红细胞生成之外，还具有骨髓造血以外的作用，即能够调节炎性反应、抗细胞凋亡、抗氧化、修复组织损伤等。但纠正贫血的靶目标应控制在110～120 g/L之间。地高辛作为正性肌力药物的代表治疗心功能不全已有上百年的历史，但在CRS患者中应用时一定要注意监测地高辛的浓度，主要是由于肾功能不全会影响药物的代谢，致外周血药浓度增高引起药物中毒。建议采取隔日给药法可能更适合这些患者。最近有研究报道，利用重组人脑钠肽(奈西立肽，nesiritide)、选择性腺苷A_1受体拮抗剂rolofylline(KW－3902)等用于治疗CRS患者，已有的结果令人鼓舞，但国内没有应用，希望未来能有更多的治疗经验，在国内推广。导致CRS发生的原因很多，如冠心病、急性心肌梗死、病毒性心肌炎、扩张型心肌病、肾小球肾炎、急性肾小管坏死、自身免疫系统疾病、糖尿病、血管炎、败血症或脓毒血症等等，因此临床在处理CRS时应当具体情况具体分析，积极去除病因和诱因，并注意多学科之间的沟通，以进一步改善患者的预后。

（乔增勇）

第二十节　电风暴的处理

20世纪90年代学者们开始使用电风暴(electrical storm，ES)这一概念来描述在短期内发生以反复发作恶性室性心律失常为特点的心电不稳定状态。最早的电风暴定义是：反复发生伴血流动力学不稳定的室性心动过速和(或)心室颤动而需要电复律或电除颤治疗，24 h内≥2次的。随着ICD的应用，电风暴的定义被拓宽为在 24 h 内发生 3 次或 3 次以上室速、室颤或 ICD 正常的放电或抗心动过速起搏(ATP)治疗。

一、发病机制

心室电风暴的发生机制尚未完全明了,可能机制有以下几种。

(1) 交感神经过度激活。

(2) β受体的反应性增高。

(3) 希浦系统传导异常。

(4) 其他机制:如血电解质异常、酸中毒、某些药物如洋地黄等,可使心肌细胞电活动紊乱而诱发恶性心律失常。

二、临床表现

(1) 患者常突然起病,急剧恶化,电风暴可发生在任何时间。

(2) 晕厥:反复发作晕厥是本病的特征。晕厥前后常伴有胸痛、胸闷、呼吸困难、血压变化和发绀抽搐等,甚至心脏停搏和死亡。心电监护或动态心电图可记录到发作过程中的室速或室颤。

(3) 交感神经兴奋性增高的表现:如血压增高、呼吸加快、心率加速、心悸等。多不能自行终止、常规治疗恶性室性心律失常的药物疗效不佳、需要电复律或电除颤。

(4) 原发基础心脏疾病的表现,如胸痛、呼吸困难、心脏增大、心脏杂音等。

三、心电图检查

包括发作前变化和发作时的变化。下述心电图变化可出现在电风暴发生前。

(1) 窦性心动过速。

(2) 室性早搏:室性早搏是心室电风暴的信号。可为单形、多形或多源室性早搏,可呈单发、连发、频发,部分病例可出现"R-on-T"致室性心动过速或心室颤动。

(3) 缺血性ST-T改变，ST段显著抬高或下移，T波电交替、U波变化等。

(4) QT间期的变化。

(5) 原发疾病的心电变化，如Brugada波、Epsilon波或Niagara样T波。

(6) ES发作时心电图特点：

主要表现为反复发生的室速或室颤，大多是室速，部分为室颤或混合形式，少部分为尖端扭转型室速。室速频率极快，部分可达250～350次/min，心室节律可不规则，根据患者的发病机制不同，每次发作持续的时间、间隔时间及频率等差异较大。

四、诊断

在了解病史基础上，通过静息心电图、动态心电图、床旁心电监护、ICD存储的信息、电话传输远程家庭心电监测等手段可以有助于诊断。根据前面ES的定义很容易确立诊断。

五、治疗

心室电风暴具有极高的致死性，一旦确诊必需及时处理。病因治疗是及时终止和预防电风暴再发的基础，首先应针对病因及诱因进行治疗。

1. 病因治疗　首先停用所有可能致心律失常的药物。然后是去除诱因。措施包括：

(1) 针对基础心脏病的治疗。

(2) 对于冠心病患者，应尽早进行血运重建，恢复血流，如经皮冠脉介入治疗或冠状动脉旁路移植术可以预防和减少电风暴的发生。

(3) 心衰患者积极改善心功能。

(4) 纠正电解质紊乱，补钾补镁等。

2. 药物治疗

(1) β受体阻滞剂：ES中交感神经兴奋性升高可进一步刺激

室性心律失常的反复发生，β受体阻滞剂在治疗电风暴中有重要作用，特别是同时阻滞$β_1$和$β_2$受体的药物，本类药物能增加室颤的阈值、减少猝死的发生。MADIT－Ⅱ研究发现，与没有使用β受体阻滞剂的患者比较，应用大剂量β受体阻滞剂(美托洛尔、阿替洛尔或卡维地洛)能使由于反复发作室速室颤而需要植入ICD的缺血性心肌病患者相对危险性减少52%。即使对于已经在口服β受体阻滞剂的患者，增加静脉应用β受体阻滞剂能进一步抑制电风暴的发生。

因此，目前公认治疗和控制ES首选药物为β受体阻滞剂(如美托洛尔、艾司洛尔、普萘洛尔、兰地洛尔等)，2006年室性心律失常治疗与心脏性猝死预防(ACC/AHA/ESC)指南指出，静脉注射β受体阻滞剂是治疗多形性室速电风暴的最有效治疗方法。β受体阻滞剂也被证实为可降低心源性猝死的药物。

(2) 其他药物：

1) 胺碘酮：胺碘酮已经被广泛应用于电风暴的治疗。就像β受体阻滞剂一样，在长期口服胺碘酮仍然发作电风暴的患者增加静脉应用胺碘酮有时候仍然能有效控制电风暴。

2) 索他洛尔：研究已经表明，索他洛尔能显著减少室速和室颤的复发。但是索他洛尔在减少死亡率和室速室颤的复发方面并不优于美托洛尔。

3) 阿齐利特：是一种新的Ⅲ类抗心律失常药，能同时阻断钾、钙离子通道，延长有效不应期。SHIELD研究发现，阿奇利特能显著减少ICD植入患者的反复放电和有症状心律失常的ATP治疗次数。

4) 多非利特：也是新的Ⅲ类抗心律失常药，已经有研究证实了在胺碘酮不能耐受和无效时多非利特对于室速和室颤反复发作的效果和安全性，但是可能增加尖端扭转型室速的发生。

5) 异丙肾上腺素：异丙肾上腺素对于部分电风暴有效，异丙肾上腺素能使Brugada综合征患者抬高的ST段降低并抑制其反复发生室颤。Brugada 综合征发生电风暴时可选择异丙肾上腺素治疗。

6）其他有报道可能有效的药物包括：西洛他唑、利多卡因、溴苄铵、维拉帕米、奎尼丁、普罗帕酮、奎宁等。

（3）上述药物的组合：已经有多项研究证实，几种上述药物的联合应用疗效要优于单用某一药物。比如，研究发现β受体阻滞剂和胺碘酮二者联合应用的效果优于单一药物使用。

3．电除颤和电复律　心室电风暴发作时，特别是血流动力学不稳定时，尽快进行电除颤和电复律治疗是首要措施，但进行电复律和电除颤可导致心肌损伤，可能加重心律失常的发作，因此，在治疗心室电风暴的过程中，不能仅仅使用电复律或者电除颤，必须与药物治疗相结合。

4．植入 ICD　植入 ICD 常用于由恶性心律失常所致猝死风险高的患者，是目前治疗电风暴发作的非药物治疗方法之一，而且电风暴急性期是 ICD 植入的禁忌证。随着 ICD 技术的开展，很多患者已经能从恶性心律失常发作中幸存，仅仅只体验了多次电风暴的发作和 ICD 放电。ICD 对于电风暴病因不能完全去除的患者尤为重要，已成为一级预防的常用方法。研究表明高危心脏病患者植入 ICD 能提高生存率，降低病死率，减少死亡风险。已植入 ICD 发生电风暴者，还应酌情调整 ICD 的相关参数和联合应用抗心律失常药物，才能使 ICD 发挥更好的效能，保证患者远期生活质量。抗心动过速起搏（ATP）：ATP 是通过 ICD 发放抗心动过速的快速起搏来终止室速，是 ICD 治疗室速的主要治疗方法之一。

5．射频消融　电风暴发作时的心律失常大多数是单形性室速，疤痕介导的折返是这类电风暴的发生的主要机制。这类电风暴是射频消融的适应证。射频消融已经是电风暴治疗的重要方法，随着标测和消融技术的进步，室速的消融安全而且并发症少，研究表明，植入 ICD 患者射频消融显著减少了 ICD 治疗的次数。

最近有关射频消融治疗电风暴的研究都表明，射频消融能明显减少电风暴的发作、提高患者生存率。对于药物治疗效果不佳的电风暴特别推荐射频消融治疗，也可作为ICD的辅助治疗。射频消融能有效地抑制ES，是一种挽救生命的有效方法，长远来说，它能防止室速/室颤等反复发作，在LVEF＞25％的患者中ES首次发作后进行射频消融可以有效地减少ES的再发生率、并且降低死亡率。

6. *其他治疗方法*　对于药物治疗后仍然反复发作晕厥和心脏骤停的长QT综合征患者以及部分儿茶酚胺敏感性多形性室性心动过速患者采用心交感神经切除术有较好疗效。多个研究报道交感神经节切除有效地阻断部分患者电风暴的发作。

（张　松）

第 四 章

心血管急重症抢救常用药物的应用

一、心肺复苏用药

1. 肾上腺素

(1) 药理作用：肾上腺素能激动 α 受体和 β_1、β_2 受体。具有：① 正性肌力，正性频率及正性传导的作用；② 对血管作用：小剂量对血管呈双相反应，大剂量可使血管外周阻力升高，且可使静脉收缩，回心血量增加；③ 舒张支气管平滑肌作用：可激动 β_2 受体，使支气管平滑肌舒张、解除痉挛，并可舒张胃肠道平滑肌，使胃肠蠕动减慢；④ 对瞳孔辐状肌作用：作用于 α 受体引起瞳孔辐状肌即瞳孔开大肌收缩，产生散瞳效应。

(2) 临床应用：① 心脏骤停：肾上腺素对停搏的心脏有起搏作用，作用于窦房结 β_1 受体，可促使其恢复起博功能，是抢救心脏停搏时首选。用于电击引起的心脏骤停，亦可用肾上腺素配合心脏除颤器或利多卡因等进行抢救，2～3 mg/次；② 过敏性疾病：治疗过敏性休克及支气管哮喘。对过敏因素引起的低血压，肾上腺素可迅速回升血压，但作用短暂。

(3) 用法用量：① 静脉注射：1～2 mg/次，也可用生理盐水稀释；② 皮下或肌肉注射：0.5～1.0 mg/次；③ 气管内给药：0.5～1.0 mg/次。

迄今，尚无实验证实肾上腺素的最佳剂量。已有心肺复苏时应用大剂量肾上腺素使循环很快恢复的报道。但是，在应用大剂量肾上腺素时应注意以下几点：① 由于β受体的兴奋，可增加心肌耗氧，使氧供需失衡；② 增加心室内压力，导致血流外分布；③ 高浓度儿茶酚胺与心肌收缩带坏死(contraction band necrosis)密切相关。所以《2010 AHA 心肺复苏及心血管急救指南》建议在心肺复苏时肾上腺素的用法仍然是静脉注射，剂量为每 3～5 分钟 1 mg。

(4) 不良反应及注意事项：主要不良反应为心悸、烦躁、头痛和血压升高等。用量过大时，α 受体过度兴奋可使血压骤升，有发生脑出血的危险，故老年患者慎用。当 β 受体兴奋过度时，可使心肌耗氧量增加，引起心肌缺血和心律失常，甚至心室纤颤，故应严格掌握剂量。

2. 阿托品

(1) 药理作用：阿托品为M胆碱受体拮抗药，能解除迷走神经对心脏的抑制，使心率加快；解除平滑肌的痉挛(包括解除血管痉挛，改善微血管循环)；抑制腺体分泌；兴奋迷走神经中枢，使呼吸速率加快。

(2) 临床应用：① 阻断迷走神经对心脏的抑制，加快心率，加速传导，用于窦性心动过缓，特别是伴有迷走神经功能亢进时；② 可临时用于治疗Ⅱ度房室传导阻滞，尤其是合并下壁心梗的患者。阿托品可以恢复房室传导或增强交界区的反应性，因而对治疗房室结水平的Ⅲ度房室传导阻滞有时也有效；③ 在室性停搏时具有治疗作用，其推荐剂量为静脉注射0.5～1 mg，若停搏持续不改善，则每3～5 min重复静脉注射一次(同时做CPR)。《2005 AHA心肺复苏及心血管急救指南》将阿托品包含在高级生命支持的无脉性心脏骤停流程中，建议对于心搏停止或出现缓慢无脉性心电活动的患者，可考虑使用阿托品。但是《2010美国心脏协会心肺复苏及心血管急救指南》不再建议在治疗无脉性心电活动/心搏停止时常规性地使用阿托品。

(3) 用法用量：① 治疗心动过缓的推荐剂量为静脉注射0.5～1 mg/次，必要时每3～5 min重复一次，但总量应<2.5 mg，此量可以完全阻断迷走功能；② 用于解救有机磷中毒时需要阿托品化。

(4) 不良反应和注意事项：不同剂量所引起的不良反应如下，0.5 mg，轻微心率减慢，略有口干及少汗；1 mg，口干、心率加速、瞳孔轻度扩大；2 mg，心悸、显著口干、瞳孔扩大，有时出现视物模糊；5 mg，上述症状加重，并有语言不清、烦躁不安、皮肤干燥发热、小便困难、肠蠕动减少；10 mg以上，上述症状更重，脉速而弱，中枢兴奋现象严重，呼吸加快加深，出现谵妄、幻觉、惊厥等；严重中毒时可由中枢兴奋转入抑制，产生昏迷和呼吸麻痹等。最低致死剂量成人约为 80～130 mg，儿童为 10 mg。婴幼儿对本品的毒性反应极为敏感，特别是痉挛性麻痹与脑损伤的小儿，反应更强。老年人易发生抗 M 胆碱样副作用，如排尿困难、便秘（特别是男性），也易诱发未经诊断的青光眼，一经发现，应即停药。因此，发烧、速脉、腹泻和老年人慎用。青光眼患者禁用。

二、急性心衰用药

1. 强心苷类

（1）药理作用：强心苷（cardiac glycoside）是一类历史悠久，具有强心作用的苷类化合物，又称强心甙或强心配糖体。临床上常用的有缓效型制剂：洋地黄甙、地高辛、毛花苷 C 和毒毛旋花子苷 K，它们具有相似的药效学特征。

（2）临床应用：各种原因所致的心功能衰竭，凡有心收缩功能障碍者，均可用强心苷治疗，对不同病因所致的心衰疗效有差异。如心房纤颤伴心室率快者的应用效果最佳；对于心脏瓣膜病、风湿性心脏病、冠状动脉粥样硬化性心脏病和高血压心脏病患者的效果较好；对室上性快速心律失常引起的肺水肿有显著疗效，其可减慢房室传导，使室率减慢，从而改善左室充盈，降低左房压。

（3）用法用量：① 毛花苷 C（又名毛花甙 C，西地兰）：0.4 mg/支，是最常用的快速强心甙，静脉注射 10 min 后起效，1～2 h 达到高峰，维持时间为 1～2 天，血清半衰期为 33～36 h。24 h 最大剂量 1.2～1.6 mg；② 毒毛旋花子甙 K：0.25 mg/支，静注 5～10 min 起效，30～60 min 达到高峰，维持时间为 1～2 天，血清半衰期为 22 h。

2. 钙增敏剂：左西孟旦

（1）药理作用：通过增加心肌收缩蛋白对 Ca^{2+} 的敏感性，使 Ca^{2+} 诱导的心肌收缩所必需的心肌纤维蛋白空间构型得以稳定，从而使心肌收缩力增强，而细胞内钙离子浓度和心肌耗氧量无明显变化，也不影响心肌舒张功能。当大剂量时(>0.3 μmol/L)，具有一定的磷酸二酯酶抑制作用，可使心肌细胞内 cAMP 浓度增高，发挥额外的正性肌力作用。同时有较强的扩血管作用，主要是扩张外周静脉。左西孟旦可减轻心力衰竭患者体内的炎症免疫异常。

(2) 临床应用：主要适应证为心力衰竭，建议用于心肌收缩功能不全所致无严重低血压的症状性低输出量心力衰竭患者，也可用于心肌缺血、心源性休克、心脏顿抑等。

(3) 用法用量：应用左西孟旦时，需密切监测血压变化，宜小剂量开始。

1) 口服：每次 1～4 mg，每日 2～4 次。

2) 静滴：输液配制后应在 24 h 内使用。以 5%葡萄糖液稀释，起始以 6～12 μg/kg 负荷剂量静注 10 min，而后以 0.05～0.2 μg/(kg·min)的剂量滴注，维持 24 h。1 周应用 1 次疗效比较显著，重复用药尚无相关证据。对于同时应用血管扩张剂和(或)正性肌力药物的患者，治疗初期的推荐负荷剂量为 6 μg/kg。如初始剂量耐受性好且需要增强血液动力学效应，则输注速率可增至 0.2 μg/(kg·min)。对处于急性失代偿期的严重慢性心衰患者，持续给药时间通常为 24 h。在左西孟旦停药后，未发现有耐药和反弹现象。血液动力学效应至少可持续 24 h，停药后，此疗效应可能持续 9 d。肾功能损害患者：轻、中度肾功能损害患者要小心使用本品，对于严重肾功能损害(肌酐清除率<30 mL/min)的患者应禁用。肝功能损害患者：轻、中度肝功能损害患者要小心使用本品，但无需调整剂量，对于严重肝功能损害的患者应禁止使用。下列药物可与左西孟旦合用(但不可混合输注)：呋塞米，地高辛，硝酸甘油。

(4) 不良反应及注意事项：不良反应较少，常见的如头痛、低血压，偶见心动过速和心悸。与其他心血管系统药物如 β 受体阻滞剂、ACE 抑制剂、钙拮抗剂、硝酸酯类药物、地高辛、华法林、阿司匹林等联用时,一般较为安全。与其他血管扩张剂同时使用时,可增加低血压的发生率。口服可被肠道菌群还原,还原产物参与肠肝循环并且具有与左西孟旦相似的生物活性,使头痛、眩晕等副反应的发生率增高。禁忌证:对左西孟旦或其他任何辅料过敏的患者;显著影响心室充盈或(和)射血功能的机械性阻塞性疾病;严重的肝、肾(肌酸酐清除率 30 mL/min)功能损伤的患者;严重低血压和心动过速患者;有尖端扭转型室性心动过速病史的患者。

3. 磷酸二酯酶抑制剂——氨力农、米力农、依诺昔酮等

(1) 药理作用:通过抑制磷酸二酯酶,提高心肌细胞内 cAMP 的浓度,升高细胞内钙离子浓度,从而发挥正性肌力作用。

(2) 临床应用:临床适用于治疗各种原因引起的急、慢性心力衰竭。

(3) 用法用量:一般连续使用 10～14 d;或者连用 6～10 d 后中止给药,以后再重复同样的给药法。用量及给药持续时间要根据患者的外周血象及骨髓象而适当增减。① 氨力农:口服,每次 100～200 mg,每 8 小时 1 次。静脉注射,按 0.5～1 mg/kg 给予,隔5～10 min 后,以 150 mg 溶于生理盐水 250 mL 中静脉滴注。滴速为每分钟 5～10 μg/kg。② 米力农:负荷量 25～75 μg/kg,5～10 min 缓慢静注,以后每分钟 0.25～1.0 μg/kg 维持。每日最大剂量不超过 1.13 mg/kg。③ 依诺昔酮:按 3.5～6.0 mg/(kg · d),每天 1 次或分 2 次在 2～4 h 内静脉滴注。

(4) 不良反应及注意事项:① 氨力农:少数人可有食欲不振、恶心、呕吐。长期大剂量使用,可引起血小板计数减少;② 米力农:不良反应较氨力农少见,少数有头痛、室性心律失常、无力、血小板计数减少等。过量时可有低血压、心动过速。与呋塞米混合会立即产生沉淀;③ 依诺昔酮:偶见血压下降、胸部压迫感、嗳气、皮疹、发绀、出血、贫血、巨幼红细胞出现等。

4. 重组人脑利钠肽

(1) 药理作用:人脑利钠肽与特异性的利钠肽受体(该受体与

鸟苷酸环化酶相偶联)相结合,引起了细胞内环单磷酸鸟苷(cGMP)的浓度升高和平滑肌细胞的舒张。作为第二信使,cGMP能扩张动脉和静脉,迅速降低全身动脉压、右房压和肺毛细管楔压,从而降低心脏的前后负荷,并迅速减轻心衰患者的呼吸困难程度和全身症状。脑利钠肽是肾素-血管紧张素-醛固酮系统(RAAS)的天然拮抗剂,它可以拮抗心肌细胞、心纤维原细胞和血管平滑肌细胞内的内皮素、去甲肾上腺素和醛固酮。它可以提高肾小球滤过率,增强钠的排泄,减少肾素和醛固酮的分泌,亦抵制后叶加压素及交感神经的保钠保水、升高血压作用。重组人脑利钠肽参与了血压、血容量以及水盐平衡的调节,增加血管通透性,降低体循环血管阻力及血浆容量,从而降低了心脏前、后负荷,并增加心输出量。重组人脑利钠肽没有正性肌力作用,不增加心肌的耗氧。

(2) 临床应用:适用于有休息或轻微活动时呼吸困难的急性失代偿心力衰竭患者。按 NYHA 分级大于Ⅱ级。

(3) 用法用量:首先以 1.5～2 μg/kg 静脉冲击后,以 0.007 5 μg/(kg · min)的速度连续静脉滴注。负荷剂量:1.5～2 μg/kg,维持剂量速率:0.007 5～0.01 μg/(kg · min)。建议开始静脉滴注的维持剂量速率为:0.007 5 μg/(kg · min)。调整增加滴注给药速率需谨慎。国内临床采用连续静脉滴注 24 h 的给药方式。如果在给药期间发生低血压,则应降低给药剂量或停止给药并开始其他恢复血压的措施(如输液、改变体位等)。由于重组人脑利钠肽引起的低血压作用的持续时间可能较长(平均 2.2 h),所以在重新给药开始前,必须设置一个观察期。重组人脑利钠肽在物理和化学性质上与肝素、胰岛素、布美他尼、依那普利拉、依他尼酸、肼苯哒嗪(肼屈嗪)和呋塞米这类注射剂相排斥,不允许与这些药物在同一条静脉导管中同时输注。

(4) 不良反应及注意事项:最常见的不良反应为低血压,其他不良反应多表现为头痛、恶心、室速、血肌酐升高等。对重组人脑利钠肽中任一成分过敏的患者和有心源性休克或收缩压<90 mmHg的患者。避免在不适合使用扩血管药物的患者中应用，如严重瓣膜狭窄、限制性或阻塞性心肌病、缩窄性心包炎、心包填塞或其他心输出依赖静脉回流或被怀疑存在心脏低充盈压的患者。在一些敏感人群中，重组人脑利钠肽可能对肾脏功能有影响。肾脏功能可能依赖于肾素-血管紧张素-醛固酮系统的严重心衰患者，采用重组人脑利钠肽可能引起高氮血症。

5. 精氨酸加压素(AVP) V_2 受体拮抗剂——托伐普坦(苏麦卡)

(1) 药理作用：精氨酸加压素(AVP) V_2受体拮抗剂，通过AVP V_2受体的抑制作用，使肾脏集合管对水的重吸收减少，使肾脏对水的排泄增加，从而增加尿量、提高血钠浓度。

(2) 临床应用：治疗伴随心力衰竭、肝硬化、抗利尿激素分泌异常综合征的高容或等容性低钠血症。

(3) 用法用量：于心衰恶化患者的建议治疗方案为 30 mg/d，建议低钠血症患者首次服药剂量为 15 mg/d，剂量至少在 24 h 后才能调整为 30 mg/d，最大服药剂量不超过 60 mg/d。

(4) 不良反应及注意事项：主要不良反应为口干、渴感、晕眩、恶心、低血压等。使用时需监测血钠浓度，避免过度失水。

三、抗心律失常药物

常按药物对心肌细胞动作电位的作用分类。

Ⅰ类：抑制 0 相除极，也称为膜抑制剂，按抑制程度强弱及对不应期和传导速度的不同影响，再分为Ⅰa、Ⅰb 和Ⅰc 亚类，分别以奎尼丁、利多卡因和普罗帕酮为代表性药物。

Ⅱ类：为 β 受体拮抗药。

Ⅲ类：为延长动作电位时程药，可延长动作电位时限和不应期，以胺碘酮为代表性药物。

Ⅳ类：为钙通道阻滞药，以维拉帕米为代表性药物。

【常用抗快速心律失常制剂】

1. 利多卡因

(1) 药理作用：属Ⅰb类抗心律失常药物。主要药理作用为不减慢Vmax，缩短动作电位时程。在治疗剂量时，利多卡因对心肌细胞的电活动、房室传导和心肌的收缩无明显影响；血药浓度进一步升高，可引起心脏传导速度减慢、房室传导阻滞、抑制心肌收缩力和使心排血量下降。利多卡因仍然是目前防治急性心肌梗死及各种心脏病并发快速室性心律失常的首选药物。

(2) 临床应用：适用于因急性心肌梗死、外科手术、强心苷中毒及心导管手术等所致急性室性心律失常，包括室性早搏、室性心动过速及心室纤颤。

(3) 用法用量：成人常用量：① 静脉注射，按体重1 mg/kg(一般用50～100 mg)作为首次负荷量静注2～3 min，必要时每5分钟后再重复1～2次，1 h内最大量不超过300 mg；② 静脉滴注，用负荷量后可继续以每分钟1～4 mg速度静滴维持；或以每分钟0.015～0.03 mg/kg速度静脉滴注。老年人、心力衰竭、心源性休克、肝血流量减少、肝或肾功能障碍时应减少用量，以每分钟0.5～1 mg静滴；③ 肌内注射，一次按体重4.3 mg/kg，60～90 min后可重复一次。

(4) 不良反应及注意事项：静脉注射过快可引起头晕、嗜睡或激动不安、感觉异常、眼球震颤等神经系统反应，肝功能不全者尤易发生。偶有过敏反应。剂量过大还可引起心率减慢、房室传导阻滞和低血压等。Ⅱ、Ⅲ度房室传导阻滞者禁用。

2. 普罗帕酮

(1) 药理作用：属Ⅰc类抗心律失常药物。主要药理作用为减慢传导速度，轻度延长动作电位间期及有效不应期。

(2) 临床应用：主要用于治疗快速型室上性和室性心律失常。

(3) 用法用量：① 成人静脉注射常用量：一次按体重1～1.5 mg/kg，静注5 min，必要时20 min后可重复一次；以后可以每分钟 0.5～1 mg 速度滴入维持。② 口服成人常用量：一次 100～200 mg，6～8 小时一次。③ 成人处方极量：一日 800 mg，分次服用，每 6～8 小时一次。④ 小儿常用量：一次按体重 5～7 mg/kg，一日 3 次，起效后用量减半，维持疗效。

(4) 不良反应及注意事项：不良反应有心动过缓、房室传导阻滞及心脏停搏，以及加重充血性心力衰竭。头痛、视力模糊等神经系统反应。肝肾功能不全时应减量。一般不宜与其他抗心律失常药合用。

3. 胺碘酮

(1) 药理作用：属Ⅲ类抗心律失常药物。主要药理作用为阻断钾通道，延长复极。

(2) 临床应用：适用于房性早搏、室性早搏、短暂房性心动过速、反复发作性室上性心动过速，对持续性心房颤动或扑动疗效较差，不及奎尼丁。静脉注射适用于阵发性室上性心动过速，尤其对伴有预激综合征者效果更佳。也用于经利多卡因治疗无效的室性心动过速患者。也可用于其他治疗无效或不宜采用其他药物的严重心律失常如房性心律失常、室性心律失常(危及生命的室性期前收缩和室性心动过速以及室性心动过速或心室纤颤的预防，特别是伴有器质性心脏病者)、伴 W－P－W 综合征的心律失常。

(3) 用法用量：① 静脉注射：必要时稀释后静脉缓慢注射，静脉注射负荷量 150 mg，10 min 注入，10～15 min 后可重复，随后 1～1.5 mg/min 静脉滴注，以后根据病情逐渐减量至 0.5 mg/min。易损伤浅静脉；② 口服：常用口服剂量 200 mg，一日 2～3 次，维持量每日 100～200 mg。但应根据病情进行个体化治疗。

(4) 不良反应：主要不良反应有胃肠道反应、低血压、角膜褐色微粒沉着、甲状腺功能亢进或减退、肺炎或肺纤维化。

4. 维拉帕米

(1) 药理作用：又名异博定，属Ⅳ类抗心律失常药物，为一种钙离子内流的抑制剂，阻断钙通道。由于抑制钙内流可降低心脏舒张期自动去极化速率，而使窦房结的发放冲动减慢，也可减慢房室结传导。终止房室结折返。维拉帕米对外周血管有扩张作用，使血压下降，但较弱，一般可引起心率减慢，但也可因血压下降而反射性心率加快。维拉帕米对冠状动脉有舒张作用，可增加冠脉流量，改善心肌供氧。此外，它尚有抑制血小板聚集作用。

(2) 临床应用：静脉注射维拉帕米用于终止阵发性室上性心动过速，使心房扑动或心房颤动的心室率减慢；也用于中止触发活动引起的极短联律或特发性尖端扭转型室性心动过速。维拉帕米对中止阵发性室上性心动过速奏效迅速，效果显著，为治疗阵发性室上性心动过速的首选药物。

(3) 用法用量：① 静脉注射：5～10 mg/5～10 min 静注，如无反应，15 min 后可重复，5 mg/5 min；② 口服：常用口服剂量为40～120 mg/8 h，可增加到 160 mg/8 h，最大剂量 480 mg/天，老年人酌情减量。

(4) 不良反应及注意事项：主要不良反应为便秘、腹胀、腹泻、头痛、瘙痒、转氨酶升高等。静脉注射过快还可引起血压降低、暂时窦性停搏。Ⅱ、Ⅲ度房室传导阻滞、心功能不全、心源性休克患者禁用此药，老年人、肝肾功能低下者慎用。

5. 腺苷

(1) 药理作用：不属于上述四类抗心律失常药物，它是内源性嘌呤核苷，能使房室结传导减慢，阻断房室结折返途径，使阵发性室上性心动过速(PSVT)(伴或不伴预激综合征)患者恢复正常窦性心律。腺苷作用时间很短，能迅速为红细胞所摄取，血浆半衰期小于 10 s。

(2) 临床应用：腺苷的适应证是使 PSVT(伴或不伴有预激综合征)转复至窦性心律。由于腺苷的半衰期短，PSVT 可复发，故可重复注射。

(3) 用法用量：推荐剂量为，6 mg 单剂于 1～3 s 内静脉推注，随之注入 20 mL 生理盐水。快速给药后常有短暂的心脏停顿(可达 15 s)。如注射后 1～2 min 内无反应，可再注射 12 mg，更大剂量的给药经验有限。服用茶碱者对腺苷不太敏感，可能需要较大剂量。

(4) 不良反应及注意事项：腺苷的不良反应(潮红、气急、胸痛)较常见，但多为一过性(1～2 min 内消失)。室上速终止后常见短暂的窦性心动过缓和室性早搏。因此对有窦缓或房室传导阻滞者慎用。由于腺苷的作用时间短，因此对血流动力学几无影响，较少引起低血压。腺苷与某些药物具有相互作用。治疗浓度的茶碱能阻断腺苷赖以发挥电生理和血流动力学作用的受体。双嘧达莫(潘生丁)阻断腺苷的摄取，从而使其作用增强。对正在服用这些药物的患者，应选用其他药物治疗心律失常。

6. 伊布利特

(1) 药理作用：属Ⅲ类抗心律失常药物。主要药理作用为延迟或阻断 K^+ 外流，是一个经典的 I_{kr} 阻滞剂，还促进平台期缓慢 Na^+ 内流和 Ca^{2+} 内流，进而使心肌细胞动作电位延长更明显，并延长 QTc 间期及有效不应期，进而发挥其抗心律失常作用，尤其是折返机制参与的心律失常。对心肌和特殊传导系统的电生理特性均有抑制作用。

(2) 临床应用：90 d 内发生的持续性心房颤动和心房扑动的快速转复治疗，如心脏外科围术期房扑、房颤的转复；起搏器术中伴发的房扑房颤的转复；射频消融术中房扑、房颤的转复；预激综合征伴房扑、房颤的转复。伊布利特对持续时间超过 90 天的心律失常患者的疗效还未确定。

(3) 用法用量：① 首次剂量：体重＞60 kg 者，首次给药剂量 1.0 mg，应用 0.9%氯化钠稀释至 20 mL 后，缓慢静注，给药时间 10 min。体重＜60 kg 者，首次给药剂量 0.01 mg/kg，给药方法相同；② 再次剂量：首剂给药结束，观察 10 min 后未能成功复律，且 QTc 间期延长＜60 ms，无严重的不良反应时，体重＞60 kg 者再次静注伊布利特 1.0 mg；体重＜60 kg 者再次给药剂量为 0.01 mg/kg，给药方法相同。一般情况下，每次转律治疗伊布利特的用药剂量不超过 2.0 mg。给药过程中心律成功转复时立即停止给药；③ 电复律时的给药：对于长期应用Ⅲ类抗心律失常药物治疗的持续性房颤患者应用电复律未获成功时，可给予 1.0 mg 伊布利特静注，一旦复律成功则立即停止给药；给药 10 min 后仍未成功复律时，则给予镇静药物后可再次行电复律治疗，第一次电复律与应用伊布利特后第二次电复律的间隔时间为 30～35 min。

（4）不良反应及注意事项：常见不良反应为室性早搏、院内获得性尖端扭转型室性心动过速。禁用于药物过敏者、有多形性室速病史者、未置入起搏器的病窦综合征者、Ⅱ度或Ⅱ度以上的房室传导阻滞者及 QTc 间期＞440 ms 者。静注时应密切监测心电活动。

7. 艾司洛尔

（1）药理作用：属Ⅱ类抗心律失常药物，为超短效的选择性 β_1 受体阻滞剂。主要药理作用为在心肌通过竞争儿茶酚胺结合位点而抑制 β_1-受体，具有减缓静息和运动心率、降低血压、降低心肌耗氧量的作用。大剂量艾司洛尔能明显降低心肌细胞的窦房结及心室肌细胞 L-型钙通道电流（Ica-L）峰值电流，显著减少心室肌细胞 Ca^{2+} 内流，对心室肌 Ica-L 有抑制作用，从而降低窦房结自律性，延长窦房结恢复时间，延长窦性心律及房性心律时的 AH 间期，延长前向的文式传导周期。大剂量时对气管和血管平滑肌的 β_2 肾上腺素受体也有阻滞作用。

（2）临床应用：用于室性心律失常风暴，控制心房颤动、心房扑动时心室率，也用于围术期、麻醉时出现的高血压。

（3）用法用量：

1）控制心房颤动、心房扑动时心室率：成人先静脉注射负荷量：0.5 mg/(kg · min)，约 1 min；随后静脉点滴维持量：自 0.05 mg/(kg · min)开始，4 min 后若疗效理想则继续维持，若疗效不佳可重复给予负荷量并将维持量以 0.05 mg/(kg · min)的幅度递增。维持量最大可加至 0.3 mg/(kg · min)，但 0.3 mg/(kg · min)以上的剂量未显示能带来明显的好处。

2）围术期高血压或心动过速：① 即刻控制剂量为：1 mg/kg 30 s 内静注，继续予 0.15 mg/(kg · min)静滴，最大维持量为 0.3 mg/(kg · min)；② 逐渐控制剂量同室上性心动过速治疗；③ 治疗高血压的用量通常较治疗心律失常用量大。使用剂量为 0.6～1.0 mg/kg 时对血压有影响，而 0.3～0.6 mg/kg 剂量的艾司洛尔对血压影响不大。

(4) 不良反应及注意事项：较少出现低血压、心悸、出汗、恶心等不良反应。禁用于有支气管哮喘或有支气管哮喘病史者、严重慢性阻塞性肺病者、窦性心动过缓者、Ⅱ至Ⅲ度房室传导阻滞者；难治性心功能不全者、心源性休克者，以及对艾司洛尔过敏者。

【常用的抗缓慢心律失常制剂】

1. 异丙肾上腺素

(1) 药理作用：盐酸异丙肾上腺素是人工合成的拟交感胺药物，几乎只兴奋β受体。其显著的正性肌力和频率作用使心输出量增加，同时外周血管扩张可使平均血压下降。异丙肾上腺素明显增加心肌氧耗量，因此可诱发或加重心肌缺血。

(2) 临床应用：适用于有脉搏但伴血流动力学障碍心动过缓患者的临时性治疗，如显著窦缓、高度或Ⅲ度房室传导阻滞。对有症状的心动过缓，在给予异丙肾上腺素之前，也可先试用阿托品、人工心脏起搏器、多巴胺和肾上腺素。

(3) 用法用量：用于心率的支持，通常只需小剂量。起始剂量 2 μg/min，逐渐增加剂量至心率达 60 次/min 左右，一般不需超过 10 μg/min。宜用输液泵恒速静脉输注。

(4) 不良反应及注意事项：异丙肾上腺素可增加心肌氧耗量，因此冠心病患者应慎用。其强力的正性频率作用可诱发严重的心律失常，如室速、室颤。异丙肾上腺素可加重洋地黄中毒的快速室性心律失常、诱发低血钾。

2. 阿托品　如前述。

四、抗休克药

1. 多巴胺

(1) 药理作用：多巴胺是国内外临床最常用的抗休克药物之一。多巴胺是去甲肾上腺素生物合成的前体，具有正性变力、变时和血管活性等效应，呈剂量依赖性。直接激动 α 和 β 受体，也可激动外周多巴胺受体，对不同受体的作用与剂量有关：小剂量[2～5 μg/(kg · min)]低速滴注时，兴奋多巴胺受体，使肾、肠系膜、冠状动脉及脑血管扩张，增加血流量及尿量。同时激活心脏的 β_1 受体，也通过释放去甲肾上腺素产生中等程度的正性肌力作用。中等剂量[5～10 μg/(kg · min)]可明显激动 β_1 受体而兴奋心脏，加强心肌收缩力；也激活 α 肾上腺素能受体，使皮肤、黏膜等外周血管收缩。大剂量[＞10 μg/(kg · min)]时，主要激活外周 α 肾上腺素能受体，正性肌力和血管收缩作用更明显，肾血管扩张作用消失。因此，多巴胺在中、小剂量的抗休克治疗中正性肌力和肾血管扩张作用占优势，其治疗速率应＜10～15 μg/(kg · min)。

(2) 临床应用：用于各种类型休克低血压。多巴胺起效快、维持时间短，常用于治疗感染性、心源性及创伤性休克，特别是伴有肾功能不全、心排量降低、周围血管阻力升高而血容量已补足的患者。

(3) 不良反应及注意事项：不良反应一般较轻，偶见恶心、呕吐。大量多巴胺渗出可造成缺血性坏死和局部皮肤脱落。高浓度的多巴胺可引起外周血管收缩，增加静脉压力，导致心脏前后负荷增高，心肌耗氧增加以及心肌缺血。一旦发生，应减慢滴注速度或停药。同时合用单胺氧化酶抑制剂或三环类抗抑郁药时，多巴胺应酌减。伴室性心律失常、闭塞性血管病、动脉硬化患者慎用。嗜铬细胞瘤患者禁用。

2. 去甲肾上腺素

(1) 药理作用：本品是强烈的 α 受体激动药，对 β_1 受体作用较弱，对 β_2 受体几乎无作用。通过 α 受体的激动作用，可引起小动脉和小静脉收缩，血管收缩的程度与血管 α 受体多寡有关，皮肤黏膜血管收缩最明显，其次是肾血管，对冠状动脉作用不明显，这可能与心脏代谢产物增加，扩张冠脉对抗了去甲肾上腺素的作用有关。通过 β_1 受体的激动，使心肌收缩加强，心率上升，但作用强度明显比肾上腺素弱。

对 α 受体有很强的兴奋作用，对 β_1 受体的兴奋作用与肾上腺素相当。通过 α 受体激动，可引起血管极度收缩，使血压升高，冠状动脉血流量增加；通过激动 β 受体，使心肌收缩加强，心排量增加。用量为每分钟 0.4 μg/kg 时，激动 β 受体为主；用较大剂量时，激动 α 受体为主。既往，去甲肾上腺素被认为是升高血压的有效药物。但目前认为，这种血压升高是由于外周血管收缩，循环阻力增加所致，它将引起组织灌注不足，缺氧进一步恶化。且增加心脏的后负荷。因而去甲肾上腺素在休克治疗中的应用受到了明显限制。

(2) 临床应用：用于治疗急性心肌梗死、体外循环、嗜铬细胞瘤切除等引起的低血压；对血容量不足所致的休克或低血压，去甲肾上腺素作为急救时补充血容量的辅助治疗，可使血压回升暂时维持脑与冠状动脉灌注；直到补足血容量治疗发挥作用；也可用于治疗椎管内阻滞时的低血压及心搏骤停复苏后血压维持。

(3) 用法用量：一般采用静脉滴注，给药后迅速起效，停止滴注后作用仅维持 1～2 min。使用时监测血压，以防速度过快引起血压下降。成人开始每分钟按体重 0.5 μg/kg，根据治疗反应以每分钟 0.5 μg/kg 递增，逐渐调整剂量，常用剂量为每分钟按体重 3 μg/kg。

(4) 不良反应及注意事项：剂量过大可引起局部组织缺血、坏死及肾衰竭。如长期注射需更换血管，如药液外漏，可用 0.25% 普鲁卡因溶液 10～15 mL 局部封闭，或用酚妥拉明 5 mg 溶于生理盐水 10～20 mL 中皮下浸润注射。高血压、动脉硬化症、器质性心脏病及少尿、无尿、严重微循环障碍患者及孕妇禁用。

3. 多巴酚丁胺

(1) 药理作用：直接作用于心脏，对心肌产生正性肌力作用，能直接激动心脏 β_1 受体，对 β_2 及 α 受体作用相对较小。增强心肌收缩和增加搏出量，使心排血量增加，冠状动脉血流增加。可降低外周血管阻力(后负荷减少)，能降低心室充盈压，促进房室结传导。

(2) 临床应用：用于器质性心脏病时心肌收缩力下降引起的心力衰竭。多巴酚丁胺可用于心衰无低血压者，多巴胺多用于心衰伴有严重低血压者；多巴酚丁胺可使末梢阻力减低，心排出量增加；多巴胺常使末梢阻力增加，心排出量增加受限。

(3) 用法用量：加入 5%葡萄糖液或 0.9%氯化钠注射液中稀释后，以每分钟 2.5～10 μg/kg 静滴；偶每分钟＞15 μg/kg，但需注意过大剂量有可能加速心率并产生心律失常。用药前应先补充血容量、纠正血容量。治疗时间和给药速度根据患者的治疗效应调整，可依据心率、血压、尿量以及是否出现异位搏动等情况。注意多巴酚丁胺不能与碱性溶液相遇，故不可与碳酸氢钠注射液混合。

(4) 不良反应与注意事项：可有心悸、恶心、头痛、胸痛、气短等。如出现收缩压增加(多数增高 10～20 mmHg，少数升高 50 mmHg 或更多)，心率增快者(多数在原来基础上每分钟增加 5～10 次，少数可增加 30 次以上)者，与剂量有关，应减量或暂停用药。梗阻性肥厚型心肌病患者不宜使用。下列情况应慎用：① 心房颤动，如须用本品，应先给予洋地黄类药；② 可能加重高血压；③ 严重的机械梗阻，如重度主动脉瓣狭窄，多巴酚丁胺可能无效；④ 低血容量时应用本品可加重，故用前须先加以纠正；⑤ 室性心律失常可能加重；⑥ 心肌梗死后，使用大量多巴酚丁胺可能使心肌耗氧量增加而加重缺血；⑦ 用药期间应定时或连续监测心电图、血压、心排血量。

4. 重酒石酸间羟胺(阿拉明)

(1) 药理作用：主要作用于α受体，对β_1受体作用较弱。部分作用是通过促进交感神经末梢释放去甲肾上腺素。

(2) 临床应用：适用于休克早期的治疗，防治椎管内阻滞麻醉时发生的急性低血压。用于因出血、药物过敏、手术并发症及脑外伤或脑肿瘤合并休克而发生的低血压的辅助性对症治疗，也可用于治疗心源性休克或败血症所致的低血压。

(3) 用法用量：静脉滴注，将间羟胺 15～100 mg 加入 5%葡萄糖液或 0.9%氯化钠注射液 500 mL 中滴注，调节滴速以维持合适的血压。成人极量一次 100 mg(每分钟 0.3～0.4 mg)。

(4) 不良反应与注意事项：大剂量可有头痛、头晕、神经过敏、震颤、心悸和胸部压迫感。静脉用药外漏时偶可引起局部组织坏死。甲亢，高血压，充血性心力衰竭及糖尿病患者慎用。

五、硝酸酯类药物

硝酸酯类药物，是现代使用最为广泛的抗心肌缺血药物之一，尽管临床应用已长达百余年，但目前仍存在用药方法不正确、剂型选择不合理、适应证掌握不严格以及对耐药性重视程度不够等问题。目前常用的硝酸酯类药物主要有硝酸甘油、硝酸异山梨酯(消心痛)与单硝酸异山梨酯，其中硝酸甘油最为常用。

(1) 药理作用：① 血管作用：硝酸酯类药物对血管平滑肌有较强舒张作用。对静脉最敏感，小剂量时(如硝酸甘油，30～40 μg/min)即扩张静脉，使静脉回流减少，左室舒末压下降，使心脏前负荷降低。中等剂量时可扩张传输动脉。较大剂量时(如硝酸甘油，150～500 μg/min)，也能舒张外周阻力血管和心肌阻力血管，降低血压。② 硝酸酯类药物对心率和心肌收缩力无直接作用，可减少回心血量。在降低血压时，可反射性地使心率加快。对防治心律失常有利。

(2) 临床应用：① 心肌缺血综合征：稳定心绞痛、不稳定心绞痛、冠状动脉痉挛、无痛性心肌缺血、急性心肌梗死；② 充血性心力衰竭；③ 控制血压：高血压急症、手术期高血压。

(3) 用法与用量：① 硝酸甘油：静脉：50～100 mg 加 250 mL 液体，10～20 μg/min；每 5～10 min 追加 5～10 μg/min；小剂量(30～40 μg/min)静脉扩张；大剂量(150～500 μg/min)也扩张小动脉，耐药 24 h 后出现。片剂可置于舌下含服，1～2 min 即开始起效，约 30 min 后作用消失。患者对硝酸甘油的个体差异很大，静脉滴注无固定最适剂量，应根据个体的血压、心率和其他血流动力学参数来调整用量。② 硝酸异山梨酯：5～10 mg，舌下含服，2～5 min 见效，作用维持 2～3 h；或用喷雾剂喷入口腔，每次 1.25 mg，1 min 见效；口服每日 3 次，每次 5～20 mg，服用 30 min 起效，持续 3～5 h；缓释制剂药效可维持 12 h。③ 小剂量、间歇给药，能有效地防止耐药性。对已发生硝酸酯耐药性的冠心病患者，改用硝酸甘油舌下含服能恢复其抗心肌缺血作用。冠心病心衰患者应递增给药，q 6 h，继之停用 12 h 后再给药能预防早期耐药性的产生。

(4) 不良反应及注意事项：多继发于其舒张血管作用。常见颜面潮红，血压下降，反射性心率加快，搏动性头痛(舒张脑血管引起)，舒张眼底血管可引起眼内压升高，所以青光眼禁用。用药过量或敏感患者可发生直立性低血压甚至昏厥，酒精能抑制硝酸酯类药物代谢。处理方法是立即平卧，提高肢体促进静脉血液回心。为减轻硝酸酯类药物的不良反应，用量宜从小量开始，用药宜采取卧位或坐位。

六、高血压急症抢救药物

1. 硝普钠

(1) 药理作用：速效和短时作用的血管扩张药物，对动脉和静脉平滑肌均有直接扩张作用，血管扩张使心脏前、后负荷均减低，心排血量改善。

(2) 临床应用：① 高血压急症，如高血压危象、高血压脑病、恶性高血压、嗜铬细胞瘤手术前后阵发性高血压等的紧急降压，也可用于外科麻醉期间的血压控制；② 用于急性心力衰竭，包括急性肺水肿。亦用于急性心肌梗死或瓣膜(二尖瓣或主动脉瓣)关闭不全时的急性心力衰竭。

(3) 用法用量：① 用前将硝普钠 50 mg 溶解于 5 mL 5%葡萄糖注射液中，再稀释于 250～1000 mL 5%葡萄糖注射液中，在避光输液瓶中静脉滴注。② 成人常用量：静脉滴注，开始每分钟按体重 0.5 μg/kg，根据治疗反应以每分钟 0.5 μg/kg 递增，逐渐调整剂量，常用剂量为每分钟按体重 3 μg/kg。极量为每分钟按体重 10 μg/kg。总量为按体重 3.5 mg/kg。③ 小儿常用量：静脉滴注，每分钟按体重 1.4 μg/kg，按效应逐渐调整用量。

(4) 不良反应及注意事项：① 血压降低过快过剧，出现眩晕、大汗、头痛、肌肉抽搐、神经紧张或焦虑，烦躁、胃痛、反射性心动过速或心律失常，症状的发生与静脉给药速度有关，与总量关系不大。② 硫氰酸盐中毒或逾量时，可出现运动失调、视力模糊、谵妄、眩晕、头痛、意识丧失、恶心、呕吐、耳鸣、气短。③ 皮肤：光敏感与疗程及剂量有关，皮肤石板蓝样色素沉着，停药后经较长时间(1～2 年)才渐退。其他过敏性皮疹，停药后消退较快。④ 氰化物中毒或超量时，可出现反射消失、昏迷、心音遥远、低血压、脉搏消失、皮肤粉红色、呼吸浅、瞳孔散大。⑤ 代偿性高血压如动静脉分流或主动脉缩窄者，禁用本品。

2. 酚妥拉明

(1) 药理作用：短效的非选择性 α-受体阻滞剂(α_1、α_2)，能拮抗血液循环中肾上腺素和去甲肾上腺素的作用，使血管扩张而降低周围血管阻力；拮抗儿茶酚胺效应，用于诊治嗜铬细胞瘤，但对正常人或原发性高血压患者的血压影响甚少；能降低外周血管阻力，使心脏后负荷降低，左心室舒张末压和肺动脉压下降，心搏出量增加，可用于治疗心力衰竭。

(2) 用法用量：

1) 口服：25～100 mg/次,4～6 次/天。

2) 肌注或静注：5 mg/次,1～2 次/天。

3) 静滴：5 mg/次,以 0.3 mg/min 速度滴注。具体如下,成人常用量：① 酚妥拉明试验：静脉注射 5 mg,也可先注入 2.5 mg,若反应阴性,再给 5 mg,如此则假阳性的结果可以减少,也减少血压巨降的危险性;② 防止皮肤坏死：在每 1 000 mL 含去甲肾上腺素溶液中加入 10 mg 酚妥拉明静脉滴注,作为预防之用。已发生去甲肾上腺素外溢,用 5～10 mg 酚妥拉明加 10 mL 氯化钠注射液作局部浸润,此法在外溢后 12 h 内有效;③ 嗜铬细胞瘤手术：术前 1～2 h 静脉注射 5 mg,术时静脉注射 5 mg 或滴注每分钟0.5～1 mg,以防肿瘤手术时肾上腺素大量释出;④ 心力衰竭时减轻心脏负荷：静脉滴注每分钟 0.17～0.4 mg。儿童常用量：① 酚妥拉明试验：静脉注射一次 1 mg,亦可按体重 0.1 mg/kg 或按体表面积 3 mg/m^2,或肌内注射 3 mg;② 嗜铬细胞瘤手术：术前 1～2 h 肌内或静脉注射 1 mg,亦可按体重 0.1 mg/kg 或按体表面积 3 mg/m^2,必要时可重复;术时静脉注射 1 mg,亦可按体重0.1 mg/kg 或按体表面积 3 mg/m^2。

(3) 不良反应及注意事项：较常见的有体位性低血压、心动过速、心律失常,鼻塞、恶心、呕吐等,晕倒和乏力较少见;突然胸痛(心肌梗死)、神志模糊、头痛、共济失调、言语含糊等极少见,这些都可能是心、脑血管痉挛或阻塞的表现。严重动脉硬化、严重肾功能不全、对酚妥拉明过敏者禁用。

3. 尼卡地平

(1) 药理作用：为钙拮抗剂,抑制 Ca^{2+} 流入血管平滑肌细胞而发挥血管扩张作用,而且能抑制磷酸二酯酶,使脑、冠状动脉及肾血流量增加,起到降压作用。

(2) 用法用量：开始时从每分钟 0.5 μg/kg 静脉滴注,逐步增加剂量到每分钟 6 μg/kg。① 手术时异常高血压的急救处置：用生理盐水或5%葡萄糖注射液稀释后，以盐酸尼卡地平计，0.01%～0.02%(1 mL 中的含量为 0.1～0.2 mg)的溶液进行静脉滴注。这时，以每分钟 2～10 μg/kg 的滴注速度开始给予，将血压降到目的值后，边监测血压边调节滴注速度。如有必要迅速降低血压时，则将本品以盐酸尼卡地平计，10～30 μg/kg 的剂量经静脉给药。② 高血压急症：用生理盐水或5%葡萄糖注射稀释后，以盐酸尼卡地平计，0.01%～0.02%(1 mL 中的含量为 0.1～0.2 mg)的溶液进行静脉滴注。从每分钟 0.5 μg/kg 开始，将血压降到目标值后，边监测血压边调节滴注速度。

(3) 不良反应及注意事项：偶见恶心、呕吐、食欲不振、便秘、腹泻、颜面潮红、头晕、发热、心悸、体位性低血压、倦怠、皮疹、眩晕、耳鸣、肝肾功能异常。老年患者用药时，应从低剂量开始[如 0.5 μg/(kg · min)]，仔细观察病情，慎重给予。肝、肾功能障碍患者或主动脉瓣狭窄的患者慎用。

4. 乌拉地尔

(1) 药理作用：乌拉地尔为苯唑嗪取代的尿嘧啶，本品具有外周和中枢双重降压作用。阻断突触后肾上腺素 α_1 受体，抑制儿茶酚胺的作用，迅速扩张外周血管，降低外周血管阻力，降低心脏后负荷，同时也能扩张小静脉，减少静脉回流，降低心脏前负荷；此外，尚有激活中枢 5 羟色胺 1A 受体的作用，可降低延脑心血管调节中枢的交感反馈而降低血压。在降血压同时，乌拉比尔一般不会引起反射性心动过速。

(2) 适应证：① 高血压危象(如血压急剧升高)；② 重度和极重度高血压；③ 难治性高血压；④ 控制围术期高血压。

(3) 用法用量：① 口服：开始时 1 次 60 mg，早晚各服 1 次，如血压逐渐下降，可减量为 30 mg/次。维持量 1 日 30～180 mg。② 静脉：缓慢静注 10～50 mg 乌拉地尔针剂，监测血压变化，降压效果应在 5 min 内即可显示。若效果不够满意，可重复用药。在静脉注射后，为了维持其降压效果，可持续静脉点滴。静脉输液的最大药物浓度为每毫升 4 mg 乌拉地尔。输入速度根据患者的血压酌情调整。推荐初始速度为 2 mg/min，维持速度为 9 mg/h。静脉点滴或用输液泵输入应当在静脉注射后使用，以维持血压稳定。血压下降的程度由前 15min 内输入的药物剂量决定，然后用低剂量维持。

(4) 不良反应及注意事项：不良反应较少，偶见头痛、头晕、恶心、疲乏、心悸、心律失常等。禁用于主动脉狭部狭窄或动静脉分流患者(血流动力学无效的透析分流除外)。

5. 地尔硫䓬

(1) 药理作用：为非二氢吡啶类钙离子通道阻滞剂，能够在动作电位 2 相与慢钙离子通道结合，防止钙离子向细胞内流动，使冠状动脉和外周血管明显扩张。对动脉血管有较强的扩张作用，降低周围血管阻力，故产生明显的降压作用。可以消除冠脉血管痉挛，增加冠状动脉供血，改善心肌血供。

(2) 用法用量：① 口服：起始剂量 30 mg/次，每日 4 次，餐前及睡前服药，每 1～2 天增加一次剂量，直至获得最佳疗效。平均剂量范围为 90～360 mg/天。② 缓释片：口服，起始剂量 60～120 mg/次，每日 2 次(一次 2～4 片，一日 2 次)，平均剂量范围为 240～360 mg/天。③ 静脉：配置成 50 mg/500 mL 浓度，通常成人以 5～15 μg/(kg · min)速度静脉点滴盐酸地尔硫䓬。当血压降至目标值以后，边监测血压边调节点滴速度。

(3) 不良反应及注意事项：常见不良发应为体位性低血压、窦性心动过缓、恶心等。

6. 拉贝洛尔

(1) 药理作用：为 α、β 受体阻滞剂。

(2) 用法用量：① 口服：一次 100 mg(1 片)，每日 2～3 次，2～3 天后根据需要加量。常用维持量为 200～400 mg(2～4 片)，每日 2 次，饭后服。极量每日 2 400 mg(24 片)。② 静脉：① 静脉推注，一次 25～50 mg 加 10％葡萄糖注射液 20 mL，于 5～10 min

内缓慢推注，如降压效果不理想可于 15 min 后重复一次，直至产生理想的降压效果。总剂量不应超过 200 mg，一般推注后 5 min 内出现最大作用，约维持 6 h；② 静脉滴注，100 mg 拉贝洛尔加 5%葡萄糖注射液或 0.9%氯化钠注射液稀释至 250 mL，静脉滴注速度为 1～4 mg/min，直至取得较好效果，然后停止滴注，有效剂量为 50～200 mg，但对嗜铬细胞瘤患者可能需 300 mg 以上。

(3) 不良反应及注意事项：常见有恶心呕吐、支气管痉挛、心脏传导阻滞、直立性低血压等。而禁忌证包括支气管哮喘；心源性休克、重度或急性心力衰竭；Ⅱ至Ⅲ度房室传导阻滞；窦性心动过缓。

（张俊峰）

第五章

胸外心脏按压机和心肺复苏机的应用

对于发生心脏骤停的患者，心脏射血功能的突然丧失立即引发重要器官（如心脑肺）的严重缺血、缺氧，若抢救措施不能及时有效，极易导致生命终止。在心肺复苏过程中，人工胸外按压的有效性取决于救援人员的耐力和技巧，常因操作人员理念、手法及体力差异，出现按压深度不到位，速率不正确以及按压的频繁中断，即使是由专家施行，人工胸外按压也只提供大约 30% 的正常心排量，也无法在持续胸外按压的同时接受除颤治疗。大量临床资料表明，采用长时间复苏挽救心搏骤停患者生命已成为可能，而长时间持续有效的按压是医护人员很难做到的。在此基础上，机械式胸外按压器具应运而生。

一、心脏胸外按压机

心脏胸外按压机作为一种急救设备，主要用于对心脏骤停或者是呼吸骤停的患者抢救。它可以有效替代徒手人工按压，节省人力，避免多人轮换，保证按压的稳定性与连续性；为烈性传染病患者复苏时，可保护操作人员不被传染；避免做其他抢救治疗而中断连续按压。其作用主要是通过胸外按压促使心脏排血，维持生命机能，达到心脏复苏的目的，故有效与否不能以心脏是否复跳来衡量，而应视其心脏有无排血而定。一般认为，使用心脏胸外按压机进行按压时，凡能触及颈动脉、股动脉搏动或有血压上升者即为有效。对于胸廓畸形，肺气肿桶状胸者，应慎重使用。这类产品可以安装在救护车上和病床上，也可以在野外、家中甚至没有电源的地方使用，极大扩展了急救的适用范围。

使用机械式胸外按压可改善器官灌注压力，提高脑血流量和更高的呼气末的二氧化碳浓度，理论上应该可以改善院外心脏骤停患者的预后。然而，机械式胸外按压心肺复苏与人工胸外按压相比，是否能改善患者存活率，长期以来缺乏大规模临床试验以提供足够的证据。瑞典乌普萨拉大学医院的 Sten Rubertsson 博士选择 2008.1～2013.2 欧洲 6 个急救中心（瑞典 4 个，英国 1 个，荷兰 1 个)的 2 589 名院外心搏骤停患者为研究对象,采用多中心随机临床试验,随访 6 个月,主要研究终点为 4 h 存活率,次要终点为 6 个月生存率和神经功能评分。研究结果提示,机械式胸外按压的有效性并不优于人工胸外按压。这一结论虽然使人们对机械式胸外按压效果略感失望,但是,机械式胸外按压与人工胸外按压一样,没有出现任何安全问题,加之有其自己的优势(如每次按压的均匀,节省医护人员的体力、把医护人员从耗尽体力的胸外按压中解放出来),这就意味着不但可以继续支持使用它、并在今后临床实践中不断完善,而且值得向医疗急救部门推荐并进一步深入研究。当要延长心肺复苏(CPR)时,该装置就特别适用。如需要施行较长时间的心肺复苏,或者患者要被送去导管室的转运途中,尤其适用于有效心搏不易维持或接受体外膜氧合治疗的特定患者。与人工胸外按压情况不同,该装置在施行心脏除颤期间也可以继续按压。

二、心肺复苏机

临床心肺复苏有许多困难和障碍,主要的原因有以下几点:心肺复苏技术的普及率和心肺复苏的培训质量都有待提高;高质量人工心肺复苏按压的实施困难很大,很难保证心肺复苏的质量;心肺复苏设备通常离发病现场较远,心肺复苏不能在第一时间开始;现有机械心肺复苏设备重量大、不易携带、并且操作复杂。在我国心肺复苏的质量控制及临床研究比较薄弱,也还没有足够重视心肺复苏的重要意义。美国心脏协会(AHA)每五年根据临床和科研的最新进展推出一个新版本的《心肺复苏及心血管急救指南》(以下简称《指南》)。《2010 指南》与《2000 指南》相比,有一些变化:首先是按压通气要求比发生了显著变化,从 5∶1 到 15∶2 到目前的 30∶2 或连续按压,并要求避免过度通气;其次,强调胸外心脏按压的重要性,并且越来越重视不间断按压和持续按压,减少中断次数并且不要过早放弃患者;希望能逐步用移动心肺复苏设备来辅助或部分替代人工按压。

三、常用的几种胸外心脏按压机和心肺复苏机

1. XAQ－1 型胸外心脏按压机　性能：XAQ－1 型胸外心脏按压机由按压头及背板组成，使用时将背板放于患者背下，按压托安置在正对胸骨下端处，根据患者胸廓情况及临床需要调节一定的频率及按压深度，启动马达，按压托即随之做上下运动发挥胸外心脏按压作用。该机按压频率为 0～100 次/min，按压深度 0～6 cm均可，动力为交直流电或手动两种，直流电使用救护车或其他车辆 12～24 V 电压的电瓶即可，无电源时可用手工操作手摇柄进行按压，操作方便有效。

2. X87－2 型胸外心脏按压机　以杠杆作用为原理，由背板、立杆、压杆、压臂、机械手、控制板及附件组成。它用于心肺复苏作胸外心脏按压。使用时通过压臂与压杆的滑块连接装置，能保证其按压力始终与胸壁相垂直；而压深则又可以根据心脏按压的有效指标如：大动脉搏动、心电图波形和血压等来调节，主要是用控制板来直接调节、控制和固定，从而确保了按压效果的可靠性。该机不需电、氧源，能在各种环境和条件下使用。

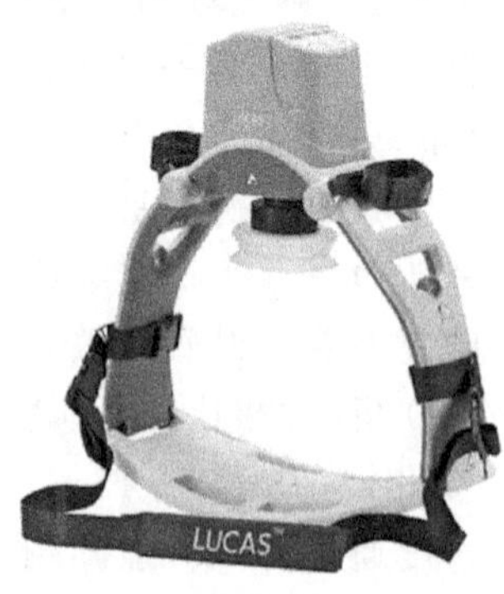

图 5－1　美敦力 LUCAS 2 自动心肺按压系统

3. LUCAS 2 自动心肺按压系统　美敦力公司于 2011 年 8 月上市的 LUCAS 2 自动心肺按压系统依照美国心脏学会(AHA)指南中推荐的胸外按压方法设计，可为医护人员的救援提供帮助(图 5－1)。它完全顺应美国心脏学会(AHA)以及欧洲复苏学会(ERC)的标准：每分钟按压 100 次；持续按压，按压通气比 30∶2；按压深度 5 cm；按压后，患者胸廓充分复位。因为体积小，结构紧凑，不影响其他如拍

片、测血压、除颤等的操作。

另外，机器本身也有一些特色：① 重量轻，仅 7.8 kg；电力驱动，可使用电池、车载或市电作为供电方式，其中单块电池可持续工作 45 min；② 独有专利的负压吸引杯设计使得胸廓按压和回弹的比例是 1∶1；极低的噪音，最大程度的减轻急救现场的紧张感；③ 适合使用该设备的成年人，且不受患者体重限制；④ 安装方便，使用便捷，从打开到组装 9 s 内就可以完成。

4. 蓝仕威克®心肺复苏机　早在 1969 年，美国 Brunswick 生物医药公司就研制生产出了世界上第一台心肺复苏机。蓝仕威克® HLR R－301 是其依照《指南》标准而设计的新型模仿人工按压及呼吸的自动化心肺复苏装置，其设计理念巧妙而严谨，模仿人工按压，使心脏按压与机械按压同步，能够快速、准确有效进行心肺复苏，极大地提高了心肺复苏的成功率，而且操作方便、快捷，体积小，质量轻(7.7 kg)，适用于任何需要外部人工复苏的场合及各种恶劣的环境，如“120”急救中心、机场急救中心、院内(急诊科、ICU 病房、麻醉科、心血管病房等)、部队急救、矿山或其他事故灾难多发的现场急救等，并使单人进行现场急救成为现实(图 5－2)。蓝仕威克®心肺复苏机是一个完整的急救系统，它能分别或同时对呼吸与心跳骤停患者进行有效抢救；能确保在上下楼或转院的途中及在救护车内对患者进行不间断心肺复苏急救；在阻碍徒手心肺复苏的复杂条件下也可做到自动、持续、精确的心肺复苏。

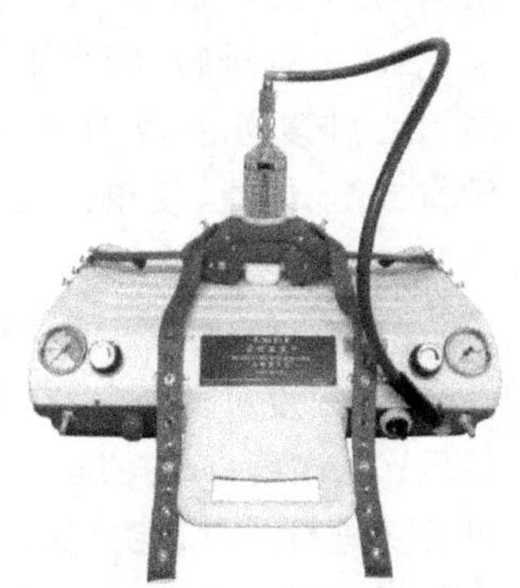

图 5－2　美国蓝仕威克® HLR R－301 心肺复苏机

蓝仕威克® HLR R－301 的技术特性：① 将心肺复苏技术标准化，完全符合美国心脏学会《指南》最新要求，预设按压频率为

100 次/min；② 启动快速，仅 5 s 内可快速进行胸外按压，很容易从人工心肺复苏过渡到机械心肺复苏，尽可能减少按压间断的时间；③ 在胸外按压时可以提供自动给氧功能(人工呼吸)，具有心外按压及同步换气功能，避免心脏按压机械通气时肺通气的不协调；④ 完全实现移动中的心肺复苏，五点固定按压器，配备易携带的动力系统，适用于各种复杂的急救现场、救护车急救等院内外抢救；⑤ 氧气驱动，无需电源或电池驱动；⑥ 具有按压深度的指示，可根据每个患者胸厚，自动指示按压深度，骨折发生率低。

5. *萨勃心肺复苏机*

萨勃心肺复苏机依照美国心脏学会心肺复苏指南标准而设计，其巧妙而严谨的设计使胸外按压与机械通气同步，准确有效进行，极大地提高了心肺复苏的成功率，且操作方便、快捷，使单人现场急救成为现实(图 5-3)。

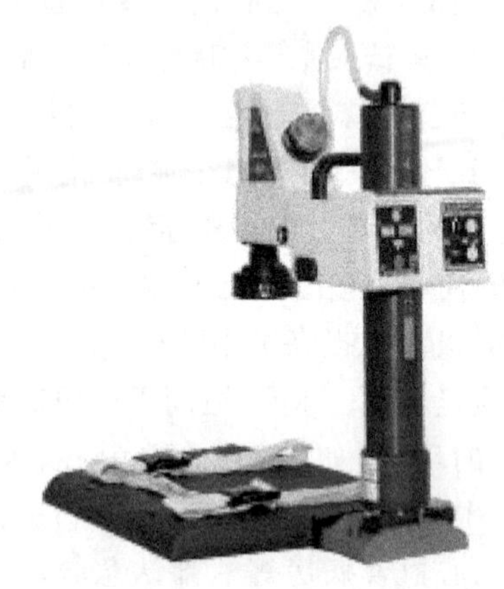

图 5-3 萨勃心肺复苏器 1008

萨勃心肺复苏机的特点如下：① 胸外按压频率、按压幅度均等，按压幅度可调，可确保恒定高质量的胸外按压，真正达到有效按压；② 连续自动按压，极大减少了心肺复苏操作者的疲劳感，并可分身进行心电监测、除颤和药物治疗，且转运过程也不影响萨勃心肺复苏机的运转；③ 萨勃心肺复苏机采用“胸泵”原理，通过挤压致血流流动，并以固定的节律和按压力量自动垂直进行按压，能保证每次按压的有效性，优于人工按压，保证了收缩压，提高了复苏成功率与存活率；④ 节省医护人员人力，使用萨勃心肺复苏机医护人员能避免持续胸外按压的体力消耗，并能分身进行其他操作，特别是院外抢救时，抢救人员则可在院外实施高级生命支持，可极大提高院外复苏成功率；⑤ 萨勃心肺复苏机按压过程中不影响心电图或除颤等操作，能有效保证按压的连续性，同时自动达到通气按压的最佳配合，5 次按压结束胸廓回弹时，机器自动输送 1 次预定的潮气量，避免以往心肺复苏中使用呼吸机时的按压通气冲突；⑥ 萨勃心肺复苏机可调节按压频率，并根据患者体型自动调节按压深度，避免按压不足或按压过重，防止肋骨骨折，为超长心肺复苏提供有利条件。

但萨勃心肺复苏机目前亦存在一些不足之处：萨勃心肺复苏机无复苏过程中患者实际呼出气潮气量、气道压力、呼出气 CO_2 的监测值，按压通气比例为 5：1，不符合《2010 指南》推荐的按压通气比例 30：2，使通气占用时间过多，相对减少了按压次数，可能影响复苏的质量。

6. Weil™ MCC 高效便携式体外心肺复苏机　Weil™ MCC 是美国威尔危重医学研究院（Weil Institute of Critical Care Medicine）研发并向全球推广的心肺复苏设备（图 5－4）。

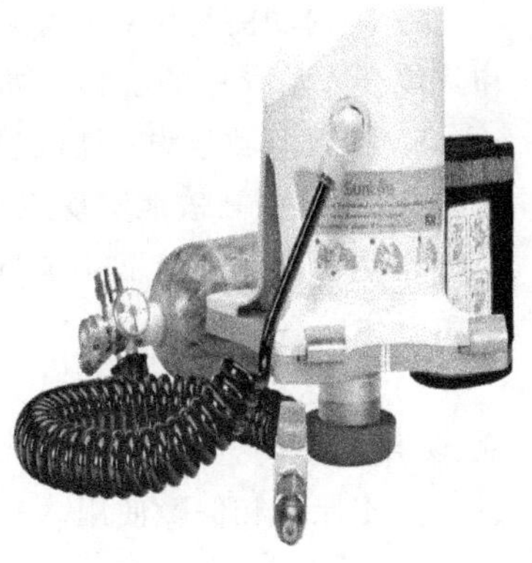

图 5－4　Weil™ MCC

（1）Weil™ MCC 的优点：Weil™ MCC 结合了研究院多年的经验，提升了心肺复苏的效率。具有以下几点优点：① 移动便携，能在第一现场实施心肺复苏；② 易操作，心肺复苏能迅速实施；③ 是目前体积最小的按压设备；④ 能实现急救链中的全面连续心肺复苏。其技术优势有：因主机只有 1.8 kg，且安装及操作方便，能在 10 s 完成安装，所以能第一时间到达患者身边，可在不同科室之间移动；在移动和转运过程中，仍可实施按压；每分钟至少能持续 100 次的胸外按压，符合《2010 指南》的要求；最低 5 cm 的按压深度，按压深度颜色标尺指示始终确保按压深度；点式按压与胸腔挤压相结合，改善按压中的灌注量；以患者胸背板作为按压支撑平面，简捷安全有效。

(2) Weil™ Weil MCC 的应用领域：

1）院前急救领域：① 方便急救人员随身携带到急救现场，在第一现场开始快速进行高质量的心肺复苏；② 可以在搬运患者到达救护车的过程中不停止按压，符合《2010 指南》的要求；③ 在运动的救护车中进行心肺复苏，代替人工按压，保证了高质量的心肺复苏。

2）应急体系建设：① 适用于灾难救援和灾害储备体系建设；② 能够最快速到达灾害现场，简单易用，适合运输和患者转运。

3）院内急诊和院内转运：① 适用于院内急诊替代手工按压；② 特别适合院内转运危重患者。

4）院内功能科室：① CT 室检查中不停止心肺复苏；② 导管和其他介入治疗中的心肺复苏。

5）社区急救建设：社区急救是目前适合我国人口和国情的急救补充，能够更高效地实现急救。Weil™ MCC 的小巧易用和高效等特点使它特别适合于社区急救建设的配备，亦可配备到社区及乡镇卫生院。

6）保健和保障：针对特定人群的保健和保障建设需要简单可靠，易用的现场急救设备。Weil™ MCC 具备了所有的条件，非常适合用于保健和保障使用。

（张俊峰）

主要参考文献

中华医学会心血管分会肺血管病学组，中国医师协会内科医师分会. 急性肺血栓栓塞症诊断治疗中国专家共识. 中华内科学杂志，2010，49(1)：74－81.

中华医学会心血管病学分会.（2010 年）急性心力衰竭诊断和治疗指南. 中华心血管病杂志，2010，38(3)：195－208.

中国心肺复苏指南学术委员会. 中国心肺复苏指南（初稿）. 中国急救复苏与灾难医学杂志，2009，4(6)：356－357.

Braverman AC，et al. Diseases of the aorta//Robert O Bonow，ed. Braunwald's heart disease：A textbook of cardiovascular medicine. 9th edition. Louis，Mo：Elsevier Saunders：1309－1337.

Enrico V，Antonio D，Francesca S，et al. Efficacy of ranolazine in a patient with idiopathic dilated cardiomyopathy and electrical storm. Drug Discov Ther，2013，7(1)：43－45.

Field JM，Hazinski MF，Sayre MR，et al. 2010 American Heart Association Guidelines for Cardiopulmonary Resuscitation and Emergency Cardiovascular Care. Circulation，2010，122：S640－663.

Gao D，Sapp JL. Electrical storm：definitions，clinical importance，and treatment. Curr Opin Cardiol，2013，28(1)：72－79.

Gasparini M，Proclemer A，Klersy C，et al. Effect of long-detection interval *v.s.* standard-detection interval for implantable cardioverter-defibrillators on antitachycardia pacing and shock delivery：the ADVANCE Ⅲ randomized clinical trial. JAMA，2013，309(18)：1903－1911.

Goldhaber SZ. Pulmonay embolism//Robert O Bonow，ed. Braunwald's heart disease：A textbook of cardiovascular medicine. 9th edition. Louis，Mo：Elsevier Saunders：1679－1695.

Hiratzka LF，Bakris GL，Beckman JA，et al. 2010 ACCF/AHA/AATS/ACR/ASA/SCA/SCAI/SIR/STS/SVM Guidelines for the diagnosis and management of patients with thoracic aortic diseases. JACC，2010，55(14)：27－129.

Jacobs I，Nadkarni V，Bahr J，Berg RA，et al. Cardiac arrest and cardiopulmonary resuscitation outcome reports update and simplification of the utstein templates for resuscitation registries. Circulation，2004，110(21)：3385－3391.

Kutyifa V，Kloppe A，Zareba W，et al. The influence of left ventricular ejection fraction on the effectiveness of cardiac resynchronization therapy：MADIT－CRT (Multicenter Automatic Defibrillator Implantation Trial With Cardiac Resynchronization Therapy). J Am Coll Cardiol，2013，61(9)：936－944.

Maite I，Ricardo RG，Angel F，et al. Ablation or conservative management of electrical storm due to monomorphic ventricular tachycardia：differences in outcome. Europace，2012，14：1734－1739.

Masoudi FA，Go AS，Magid DJ，et al. Longitudinal study of implantable cardioverter-defibrillators：methods and clinical characteristics of patients receiving implantable cardioverter-defibrillators for primary prevention in contemporary practice. Circ Cardiovasc Qual Outcomes，2012，5(6)：78－85.

McMurray JJ，Adamopoulos S，Anker SD. et al. ESC Guidelines

for the diagnosis and treatmentof acute and chronic heart failure 2012. Eur Heart J, 2012, 33(14): 1787-1823.

Michael E, Mehdi R, Ali M. The evaluation and management of electrical storm. Tex Heart Inst J, 2011, 38(2): 111-121.

Moss AJ, Schuger C, Beck CA, et al. Reduction in inappropriate therapy and mortality through ICD programming. N Engl J Med, 2012, 367(24): 2275-2283.

Priori SG, Aliot E, Blømstrom-Lundqvist C, et al. Task force on sudden cardiac death, European Society of Cardiology. Europace, 2002, 4(1): 3-18.

Riccardo P, Antonio S. Electrical storm: incidence, prognosis and therapy. Indian Pacing Electrophysiol J, 2011, 11(2): 34-42.

Romero J, Mejia-Lopez E, Manrique C, et al. Arrhythmogenic right ventricular cardiomyopathy (ARVC/D): a systematic literature review. Clin Med Insights Cardiol, 2013, 7: 97-114.

Wu C, Li F, Jiao SC, et al. Prognostic factors for survival of patients with extensive stage small cell lung cancer — a retrospective single institution analysis. Asian Pac J Cancer Prev, 2012, 13(10): 4959-4962.